Ines Kammoun
Sana Sellami

Electroencefalograma

Ines Kammoun
Sana Sellami

Electroencefalograma

Base neurofisiológica, princípios de execução e interpretação

ScienciaScripts

Imprint

Any brand names and product names mentioned in this book are subject to trademark, brand or patent protection and are trademarks or registered trademarks of their respective holders. The use of brand names, product names, common names, trade names, product descriptions etc. even without a particular marking in this work is in no way to be construed to mean that such names may be regarded as unrestricted in respect of trademark and brand protection legislation and could thus be used by anyone.

Cover image: www.ingimage.com

This book is a translation from the original published under ISBN 978-620-3-44809-2.

Publisher:
Sciencia Scripts
is a trademark of
Dodo Books Indian Ocean Ltd. and OmniScriptum S.R.L publishing group

120 High Road, East Finchley, London, N2 9ED, United Kingdom
Str. Armeneasca 28/1, office 1, Chisinau MD-2012, Republic of Moldova, Europe
Printed at: see last page
ISBN: 978-620-5-66624-1

O electroencefalograma Bases neurofisiológicas, princípios de realização e interpretação

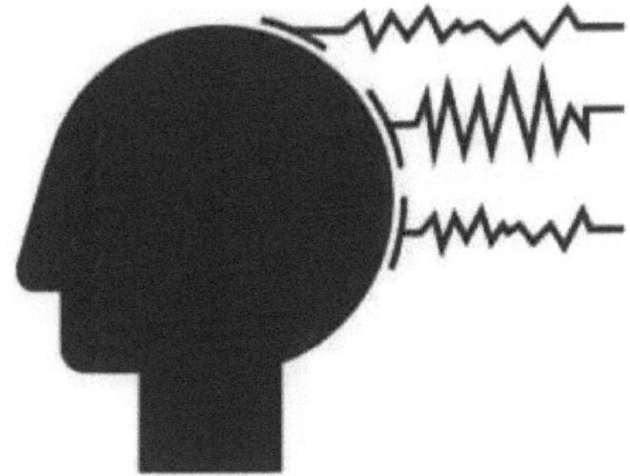

Autores: Ines KAMMOUN, Sana SELLAMI

- Dra. Ines KAMMOUN, Professora Associada de Fisiologia e Explorações Funcionais,

  Sfax Tunísia

- Dr Sana SELLAMI, residente em Fisiologia e Explorações Funcionais, Sfax Tunísia

ÍNDICE

INTRODUÇÃO

A electroencefalografia é o registo e análise da actividade eléctrica no cérebro, recolhida a partir do couro cabeludo. É um meio de explorar a função cerebral (1, 2).

CAPÍTULO 1: OS PRINCÍPIOS BÁSICOS NEUROFISÓLICOS

1. ORIGEM DA ACTIVIDADE DE ELECTROENCEFALOGRAMA :

1.1. Origem cortical :

1.1.1. Citoarquitectura do córtex cerebral :

O córtex cerebral é constituído por vários tipos de células dispostas em 6 camadas (figura 1).

Os dois principais tipos de células são:

- células granulares cujas extensões não deixam o córtex

- células piramidais com extensões longas; os seus dendritos atingem as camadas superficiais do córtex; os seus axónios deixam o córtex e constituem as eferências corticais. Estas células têm uma disposição radial.

- As camadas são da superfície à profundidade:

- A camada I é formada pelos interneurónios e dendritos das células piramidais; é o local de chegada de aferentes talâmicos não específicos.

- camadas granulares II e IV para a recepção de aferentes talâmicos específicos;

- camadas piramidais III e V, o ponto de partida das efervescências

- camada VI dos neurónios da associação.

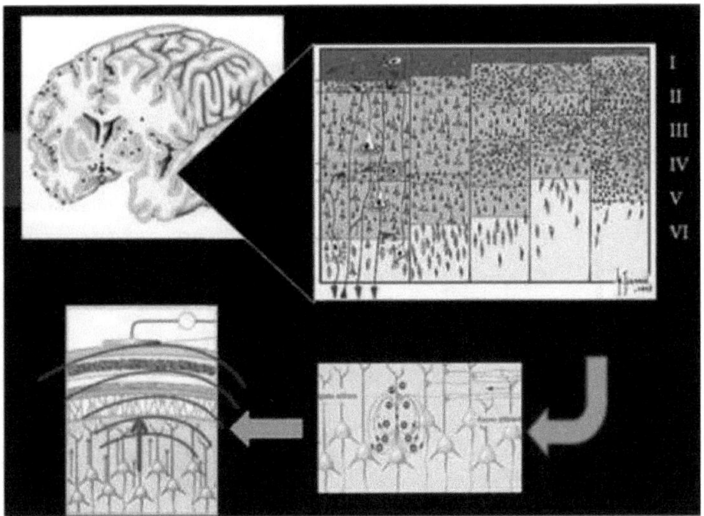

Figura 1: O EEG regista a actividade eléctrica do córtex cerebral

1.1.2. Fenómenos de membrana

Os registos electrofisiológicos de microelectrodos combinados com registos de superfície mostraram que a actividade do electroencefalograma (EEG) tem origem em fenómenos de membrana, os potenciais pós-sinápticos (PPS) das células do córtex cerebral.

A chegada de um impulso causa um potencial pós-sináptico excitatório (EPSP) nas sinapses excitatórias e um potencial pós-sináptico inibitório (ISP) nas sinapses inibitórias.

As PPSEs somam e formam ondas de despolarização que podem ser recolhidas no couro cabeludo. O mesmo se aplica aos PPSIs, que geram ondas de hiperpolarização de menor amplitude mas de maior duração.

O PPSE e o PPSI significam que a célula pode ser comparada a um dipolo eléctrico com um electronegativo e um pólo electropositivo (figura 2)(3).

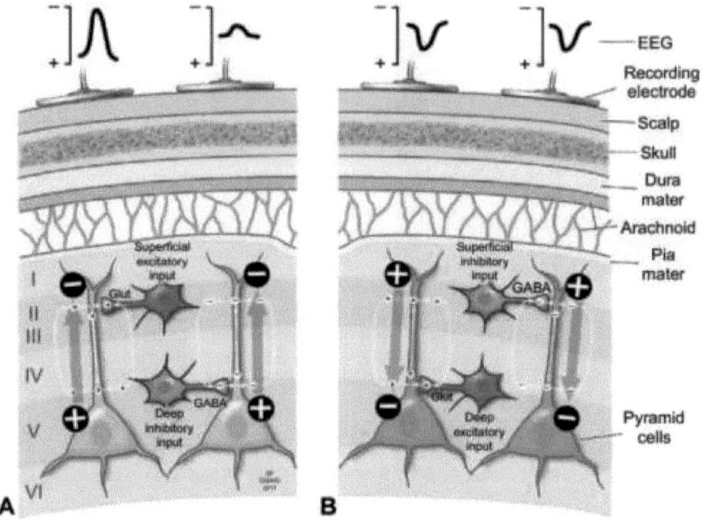

Figura 2: Os geradores da actividade de electroencefalograma

GABA: ácido gama-amino butírico; glutamato: glutamato.

Os dipolos com direcção radial para a superfície do couro cabeludo são produzidos no gyri do córtex, enquanto os dipolos com direcção tangencial são emitidos a partir dos sulcos (Figura 3).

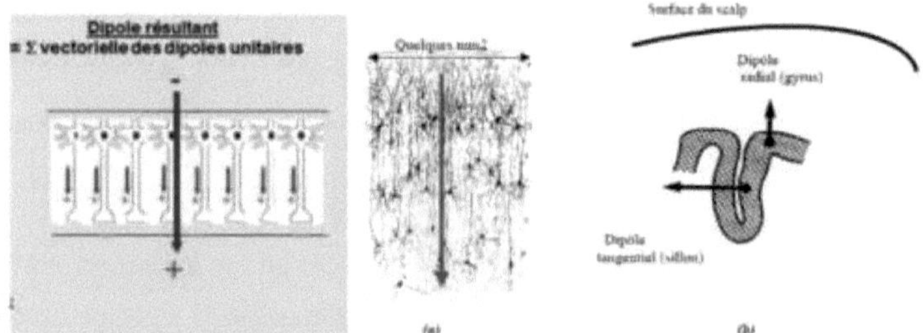

Figura 3: Definição de dipolos de corrente radial e tangencial

a: macrocoluna de neurónios e dipolo de corrente equivalente, b: esquema de parte da superfície cortical e direcções dos dipolos de corrente equivalente

Este dipolo cria um campo eléctrico que se pode propagar e ser recolhido longe do seu local de origem.

A actividade destes dipolos pode ser recolhida quando :

- os eléctrodos de recolha estão dispostos num plano perpendicular ao eixo do dipolo

- os dipolos estão dispostos em paralelo

- os dipolos têm a mesma orientação (por exemplo, pólos positivos para cima e pólos negativos para baixo) para que os seus efeitos se somem e não se anulem uns aos outros.

Estas condições são alcançadas por células corticais piramidais que têm uma disposição radial (perpendicular à superfície) e que funcionam de forma colunar (várias células estimuladas ao mesmo tempo no mesmo local).

Assim, a actividade do EEG tem origem em fenómenos sinápticos nas células piramidais do córtex cerebral.

Estes fenómenos sinápticos somam algébricamente e dão variações nos potenciais que podem ser derivados ao nível do couro cabeludo.

Ao passarem pelas diferentes estruturas do crânio (cérebro, meninges, ossos, couro cabeludo, etc.) estas actividades sinápticas sofrem modificações (diminuição da amplitude, distorção, alteração do sinal, etc.).

1.2. Ritmicidade :

1.2.1. Sincronização talâmica :

A actividade do EEG é apresentada sob a forma de ritmos (alfa, beta, theta). Esta ritmicidade

A origem disto é a sincronização da actividade das células piramidais pelos núcleos intralaminares do tálamo.

De facto, se isolarmos uma região do córtex cerebral cortando todas as suas ligações corticais e subcorticais, a actividade eléctrica desta região torna-se anárquica.

Por outro lado, ao manter as suas ligações talâmicas, a actividade registada seria rítmica.

A estimulação dos núcleos talâmicos não específicos (com projecções difusas) a baixa frequência (10 Hz) leva a uma resposta eléctrica rítmica no córtex à mesma frequência que a estimulação, cuja amplitude primeiro aumenta e depois diminui se a estimulação for mantida (resposta de recrutamento). Esta resposta é recolhida no córtex de ambos os hemisférios cerebrais, mesmo que a estimulação talâmica seja unilateral.

Estas experiências sugerem que o tálamo gera a ritmicidade da actividade do EEG ao sincronizar a actividade das células corticais.

1.2.2. Modulação através da formação reticular :

A amplitude e frequência do ritmo EEG varia de acordo com o nível de activação da formação reticular (RF) do tronco encefálico.

A estimulação da RF aumenta a frequência e diminui a amplitude (reflectindo uma resposta de excitação). A diminuição da sua actividade é acompanhada no EEG por uma diminuição da frequência e um aumento da amplitude da actividade (figura 4).

A RF modula a actividade de EEG, o que explica as mudanças na actividade de EEG observadas durante as mudanças de alerta.

A observação de ritmos pode ser explicada pela existência de fenómenos de sincronização de certas populações de neurónios que apresentam uma semelhança arquitectónica e funcional.

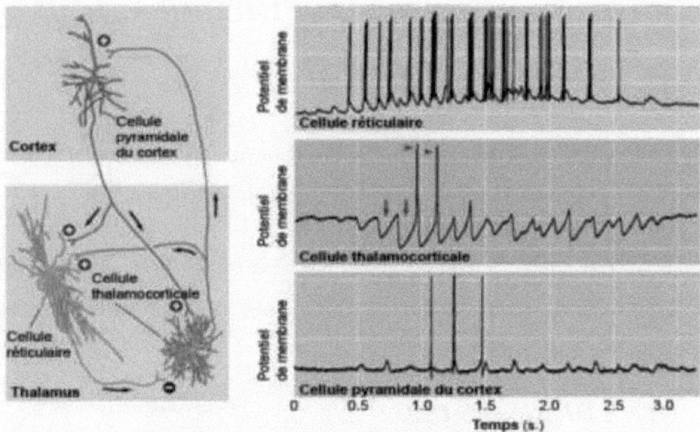

Figura 4: Origem da actividade do EEG

Esta sincronia de funcionamento está ligada à dos aférents. Os ritmos

resultam da activação de loops fechados entre neurónios no córtex e neurónios no tálamo, que têm a propriedade de descarregar em modo rítmico (pacemaker), ou da activação cooperativa de populações de neurónios corticais.

Durante as flutuações na vigilância, o estímulo de sincronização ou dessincronização de aferentes (geralmente a partir da formação reticular ou das vias sensoriais) modifica consideravelmente o aparecimento do traço do EEG.

Finalmente, a actividade eléctrica do cérebro é modificada pelos envelopes protectores do cérebro: as meninges com o líquido espinal cerebral (muito condutoras), o dipolo ósseo (muito isolante), o couro cabeludo (bom condutor).

A sua acção conjunta diminui a amplitude das ondas (mais selectivamente as frequências de 15 a 30 Hz), suaviza os contornos, e aumenta artificialmente a sua expressão sincronizadora.

CAPÍTULO 2: PRINCÍPIOS DE IMPLEMENTAÇÃO

1. A cadeia de aquisição e análise do sinal :

Na configuração mais simples, a medição do potencial (por exemplo, num ponto do couro cabeludo), envolve o fluxo de uma corrente no circuito de medição.

O circuito completo inclui o gerador biológico, o eléctrodo de recolha, o dispositivo de medição (amplificador de voltímetro). O circuito é completado pela ligação do sujeito e do aparelho à terra (3)

2. RECOLHA DE SINAIS EEG :

2.1. Eléctrodos (Sensores) :

Podem ser eléctrodos de almofada, eléctrodos de copo ou eléctrodos de agulha.

A sua impedância deve ser < 5000 ohms.

Os eléctrodos (Apêndice 1)(4, 5) são de 3 tipos:

2.1.1. O ELÉCTRODO TAMPÃO :

- Sob a forma de uma pequena cúpula de 2 cm^2 na base, feita de prata cloreto coberta com um pano embebido em água salgada,

- É simplesmente colocada sobre o couro cabeludo depois de desengordurar o couro cabeludo e aplicar uma pasta condutora,

- É mantido no lugar por um capacete de borracha que se adapta ao crânio do sujeito.

Os eléctrodos tampão **(figura 5) são os** mais frequentemente utilizados, para as chamadas gravações padrão da ordem de uma hora. Mal fixados ao crânio, são susceptíveis de serem deslocados em caso de ataque epiléptico(6).

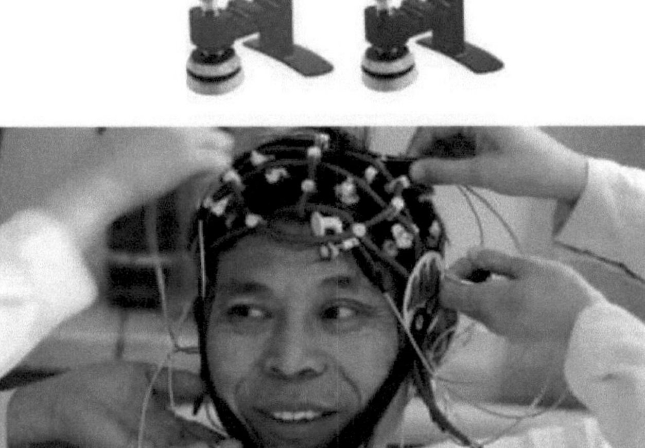

Figura 5: Os eléctrodos tampão e o capacete de borracha

2.1.2. O eléctrodo da chávena :

- Tem a forma de um disco de prata de 5mm de diâmetro com um copo central para a aplicação de uma pasta condutora,

- É colado ao crânio por um quadrado de gaze embebido em colódio e seco.

Os eléctrodos de taça **(Figura 6)** são recomendados para qualquer gravação de longa duração e onde existe uma elevada probabilidade de registo de uma crise epiléptica.

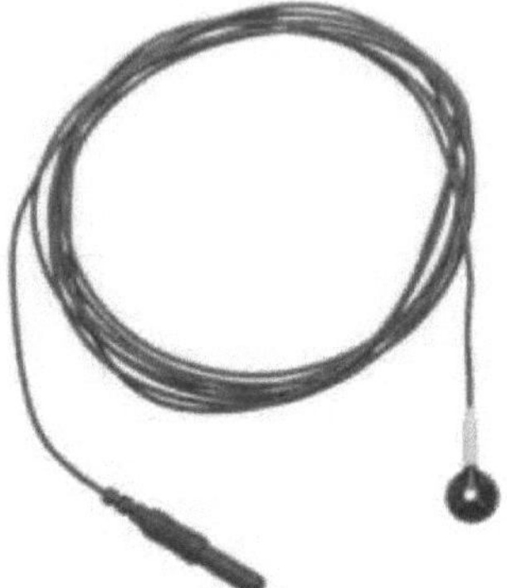

Figura 6: Eléctrodo de taça

2.1.3. *O eléctrodo de agulha (ou subcutânea):*

- Na forma de uma agulha hipodérmica em aço inoxidável ou prata.

- Inserido mesmo debaixo da pele, paralelo à superfície.

Os eléctrodos de agulha de uso único **(Figura 7) são** reservados para situações de emergência, nos cuidados intensivos, na sala de operações.

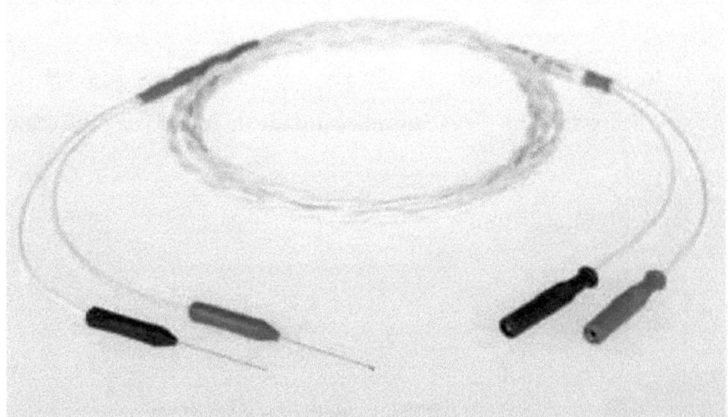

Figura 7: Eléctrodos de agulha

2.1.4. *Os auscultadores pré-cablados:*

O auricular EEG pré-cablado está disponível numa gama de tamanhos, com um número variável de eléctrodos integrados **(Figura 8)**. Permite uma configuração simétrica desde que o fone de ouvido escolhido seja adaptado ao perímetro craniano. Também poupa tempo na técnica de realização do registo da apreensão e do registo ambulatório e de longa duração.

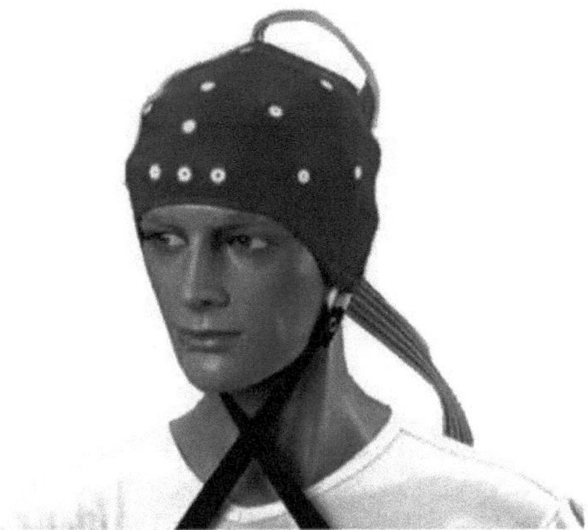

Figura 8: Exemplo de um auricular pré-cablado

2.2. Como colocar os eléctrodos

Antes da colocação da almofada ou dos eléctrodos da taça, o couro cabeludo deve ser removido para baixar a impedância do par pele-electrodo para menos de 5.000 ohms.

A decapagem é efectuada utilizando uma solução de partes iguais de éter, álcool e acetona, impregnada com uma pasta condutora à base de NaCl e um pouco de pó de pedra-pomes (5).

2.3. Onde colocar os eléctrodos

A localização é normalizada por uma nomenclatura internacional chamada "sistema 10/20" **(Figura 9)**.

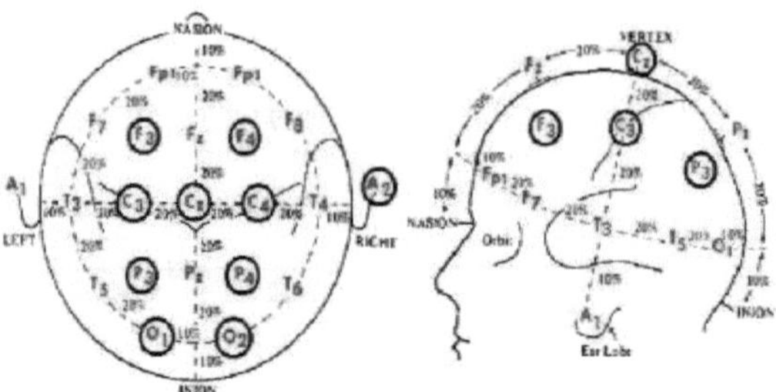

Figura 9: Posicionamento dos eléctrodos no sistema 10-20

Cada eléctrodo tem um nome específico. Os eléctrodos de linha média recebem o sufixo 'z'. Inicialmente o sufixo era 0 (zero), mas para evitar confusão com a letra 'o' (e a localização occipital) era preferível a letra 'z' (para zero).

Os números pares indicam o lado direito, os números ímpares o lado esquerdo

O número de eléctrodos varia de 8 a 21 em utilização de rotina, mas pode ser superior, até 128 eléctrodos, dependendo das indicações. Por exemplo, no campo da investigação, é utilizado o sistema 10/10.

A localização dos eléctrodos deve ser perfeitamente simétrica e reprodutível:

- Medir a distância nasion-inion na linha média (Figura 10)(2, 3)

- Medir a distância entre os pontos pré-auriculares direito e esquerdo: a intersecção destas duas linhas, longitudinal e transversal, define Cz ou Vértice,

- Na linha central, colocar Fz e Pz respectivamente em frente e atrás de Cz a 20% da distância nion-inion,

- Na linha transversal, colocar T3, C3, C4 e T4 respectivamente à esquerda e à direita de Cz a 10 e 20% da distância entre os dois pontos pré-auriculares,

- Na linha média localizar Fp e O respectivamente 10% anterior e 10% posterior à linha nasion-inion - medir a distância entre Fp e O através de T3 e colocar os eléctrodos Fp1, F7, T3, T5 e O1 respectivamente a 10, 20, 20, 20, 20, 20 e 10% desta distância

- Colocar os eléctrodos no lado direito Fp2, F8, T4, T6 e O2 da mesma forma,

- Colocar F3 a meio caminho entre Fp1-C3 e Fz-F7 e F4 a meio caminho entre Fp2-C4, Fz-F8.

- Colocar P3 a meio caminho entre C3-O1 e Pz-T5 e P4 a meio caminho entre C4-O2 e Pz-T6.

Uma vez colocados todos os eléctrodos, verificar se estão equidistantes da frente para trás e da direita para a esquerda. A simetria deve ser perfeita.

Todos os eléctrodos são ligados por um fio de ligação à caixa principal **(figura 10)** que processa os sinais recebidos.

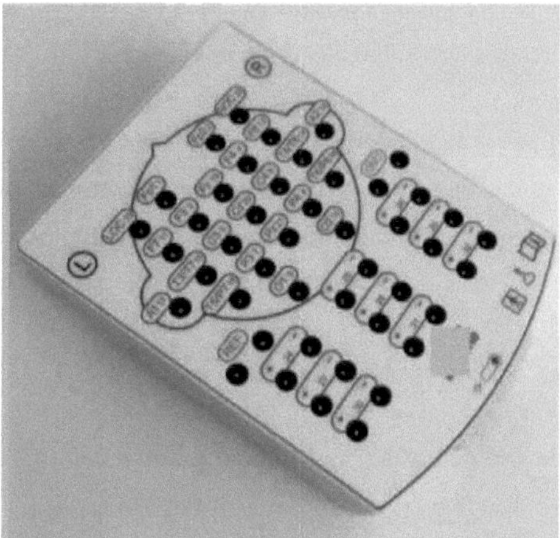

Figura 10: A caixa do encosto de cabeça

3. EEG MOUNTS :

Uma configuração EEG é uma combinação de pares de eléctrodos:

- Se ambos os eléctrodos estiverem activos (um ligado à entrada positiva, o outro à entrada negativa), diz-se que o circuito é bipolar. A diferença potencial (pd) é a soma algébrica dos sinais recolhidos sob cada eléctrodo activo(5).

- Se um dos dois eléctrodos estiver activo (ligado ao pólo negativo) e o outro for neutro (ligado ao pólo positivo), diz-se que a configuração é referencial (e não monopolar porque o eléctrodo neutro nunca é verdadeiramente zero). O ddp corresponde ao valor absoluto do sinal recolhido sob o único eléctrodo activo. A referência é representada pelo potencial de referência médio definido pela média dos potenciais da montagem (referência média de Wilson).

O interesse dos dois tipos de configurações (bipolar e referencial) é complementar:

- Num circuito bipolar, a origem do potencial é definida pela direcção da deflexão (negativo para cima, positivo para baixo). Um potencial localizado num eléctrodo comum a dois amplificadores determina uma deflexão "em oposição de fase" = a origem do potencial está sob o eléctrodo comum(5).

Um potencial localizado sob dois eléctrodos vizinhos não provoca uma deflexão do sinal, uma vez que a soma algébrica é zero. Mas os dois eléctrodos adjacentes a estes dois eléctrodos vizinhos determinam uma deflexão em oposição de fase.

- Numa configuração referencial, a origem dos potenciais é reconhecida pela amplitude máxima sob os eléctrodos activos.

O objectivo de uma montagem é cobrir a superfície do couro cabeludo de forma perfeitamente simétrica nos diferentes planos do espaço:

- A montagem bipolar anteroposterior (ou longitudinal) explora de frente para trás **(Figura 11)**.

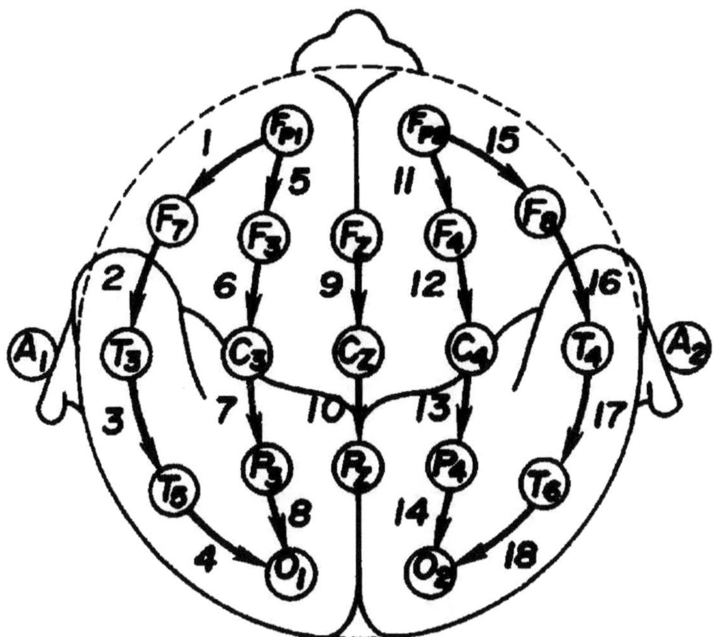

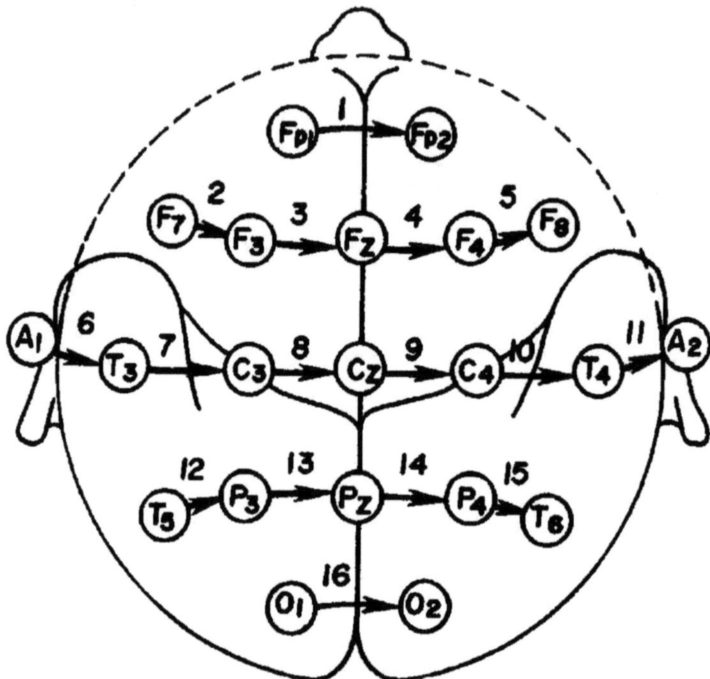

Figura 12: A montagem transversal

A distância inter-electrodo varia entre os equipamentos:

- Montagem a média distância entre eléctrodos: pares de eléctrodos separados por 3 a 4 cm;

- Montagem com pequena distância entre eléctrodos; pares de eléctrodos separados por menos de 3cm;

- Montagem a longa distância entre eléctrodos: pares de eléctrodos separados por mais de 6cm (utilizados apenas no diagnóstico de morte cerebral para detectar actividade eléctrica).

- A configuração deve ser escolhida de acordo com os dados clínicos e a questão clínica: a configuração de longa distância é utilizada especialmente em situações de emergência (coma, morte cerebral) e a configuração de curta distância para focalizar as anomalias eléctricas(5).

- Amplificadores: Podem ser de entrada única ou amplificadores diferenciais: rejeição de modo comum

- Filtros: Uma largura de banda entre 0,3 e 70 Hz é utilizada para filtrar a actividade registada

- Conversão analógico-digital: Esta é a transformação do sinal DC num sinal descontínuo e digitalizado

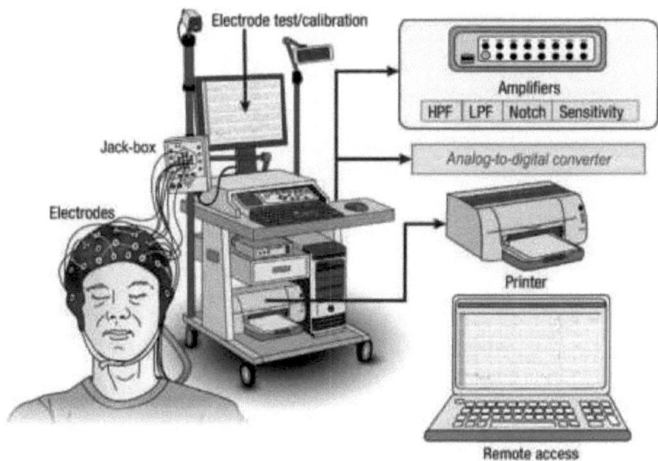

Figura 13: Diagrama de um dispositivo de electroencefalograma

Cada par de eléctrodos define um chumbo, cada um utilizando uma cadeia de aquisição com **amplificação do** sinal biológico que difere nos dois eléctrodos e uma **filtragem** que visa atenuar selectivamente as frequências indesejadas no sinal. Os potenciais gerados pelo cérebro variam ao longo do tempo e formam ritmos. Os ritmos cerebrais caracterizam-se por frequências de aproximadamente 0,5 a 80 ou mesmo 100 ciclos por segundo (ou Hertz: Hz), mas na prática comum, apenas são registadas frequências entre 0,5 e 40 Hz. Dois tipos de filtros são utilizados para eliminar interferências eléctricas: A constante de tempo (filtro passa-alto ou passa-baixo) Estes filtros são utilizados para remover o componente DC (desvio de potencial lento) ou para atenuar o componente AC de baixa frequência. Na calibração, a constante de tempo é o tempo necessário para que a caneta volte a um terço do seu desvio inicial, quando é aplicada uma tensão constante ao instrumento. Permite atenuar em particular as variações da resistência da pele, os efeitos da transpiração... O filtro passa-baixo elimina variações rápidas de potencial que não são de origem electroencefalográfica (electromiograma) **(Figura 13)**. A gama de frequências não alterada pela filtragem corresponde à largura de banda (BP).

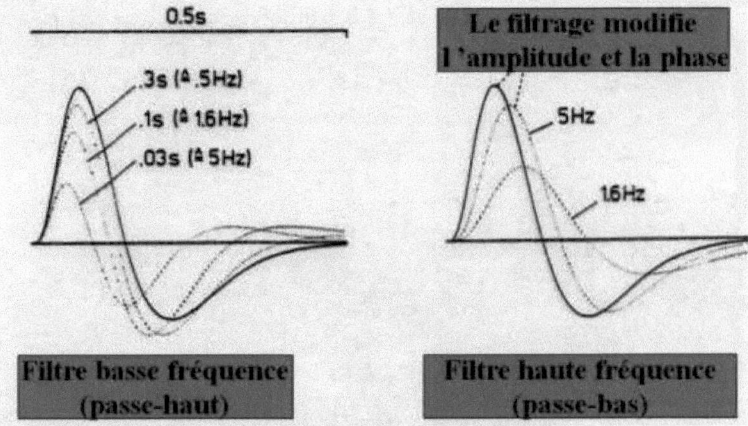

Figura 14: O filtro passa-baixo e passa-alto

- O número de pares de eléctrodos ligados é limitado pelo número de cadeias de aquisição:

    o 8 a 10 canais para um dispositivo móvel analógico

    o 16 a 20 canais para um dispositivo analógico fixo

    o Até 64 ou mais para um dispositivo digitalizado.

- Uma gravação digitalizada é sempre feita numa montagem de referência com a possibilidade de recomposição de montagens bipolares sobre as sequências informativas.

- A escolha da montagem depende da patologia subjacente e da informação suspeita da leitura de uma montagem inicial.

- Qualquer que seja a configuração, a exploração do couro cabeludo deve ser perfeita e rigorosamente simétrica.

No EEG digital, os equipamentos são escolhidos no momento da leitura do traço e não no momento da aquisição. A aquisição do EEG é sempre feita com base numa montagem de referência. Ao ler o traço, o intérprete escolhe a(s) montagem(ões) mais informativa(s). Isto permite ao intérprete comparar a mesma sequência (por exemplo, uma convulsão epiléptica) em quadros diferentes.

4. PROCESSO DE REGISTO

ELECTROENCEFALOGRAFIA :

O paciente deve ser informado sobre o processo de gravação e tranquilizado de que é seguro.

Em função da indicação, o médico escolhe as modalidades de gravação. As várias modalidades de EEG são o chamado EEG padrão, o EEG poligráfico, o EEG ampliude, o EEG com vídeo curto, o EEG Holter, o EEG com vídeo 24 horas. Tendo em conta o fraco poder localizador do EEG, estão actualmente a ser desenvolvidos algoritmos, bem como outras técnicas informatizadas de processamento de sinais baseadas em cartografia 2D e 3D **(Figura 14)**, que permitem uma melhoria significativa na resolução espacial(7-9).

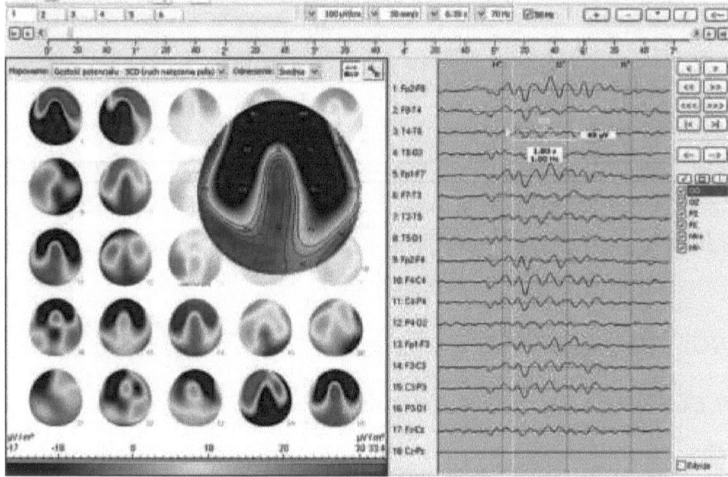

Figura 15: EEG acoplado ao mapeamento

Registo padrão :

- O exame é efectuado em regime ambulatório, pelo que a hospitalização não é necessária.

- A gravação é realizada numa sala com luz fraca, longe do ruído e a uma temperatura constante de 19-20°,

- O capacete de borracha, ligado a uma correia de queixo, é colocado sobre o crânio,

- Os eléctrodos são colocados, depois de despojar e desengordurar o couro cabeludo, na localização de cada eléctrodo,

- Os eléctrodos são ligados à caixa da cabeça do dispositivo, ligando fios de comprimento suficiente para permitir um possível movimento da cabeça,

- A impedância dos eléctrodos é medida (deve ser inferior a 5000ohms).

- O paciente deve ser confortavelmente colocado numa posição semi-sentada numa cadeira com encosto e apoios de braços ajustáveis, com a cabeça apoiada num suporte e o pescoço aliviado por um rolo de espuma.

- O relaxamento muscular deve ser total, com os antebraços apoiados nos apoios dos braços, e a gravação deve começar com os olhos fechados e o paciente calmo, relaxado e silencioso.

- O exame é realizado com os olhos fechados, excepto quando se pede ao paciente que os abra durante alguns segundos.

- O EEG padrão envolve o registo das seguintes sequências:

  o Uma sequência de "descanso" estudando várias montagens sucessivamente durante 15 minutos. Durante cada montagem, o paciente é convidado a abrir os olhos durante cerca de dez segundos, e por vezes a realizar outras tarefas (fechar e abrir o punho).

  o A gravação pode ser momentaneamente interrompida para verificar a resistência de uma ou mais resistências ou para descartar a ocorrência de artefactos. Muito frequentemente o técnico segura ligeiramente as pálpebras para evitar movimentos oculares,

  o Hiperpneia durante 3-5 minutos, seguida de 1-2 minutos de gravação após activação,

  o Um SLI seguido de 1-2 minutos de gravação após a activação.

  o Após o exame, os eléctrodos são removidos, o capacete é retirado e o couro cabeludo é ligeiramente limpo para remover a pequena pasta condutora.

  o O comportamento do paciente, o aparecimento de movimentos, as mudanças no estado de alerta e, em geral, quaisquer eventos externos ou não externos serão notados.

  o A duração de uma gravação EEG é de cerca de meia hora.

  o Todo o exame é da ordem de uma hora.

Uma gravação EEG envolve uma participação activa e apropriada:

- Mantendo uma boa cooperação,

*   Monitorização do nível de vigilância,

*   Realização dos testes de activação,

*   Monitorização orientada do estado clínico.

CAPÍTULO 3: PRINCÍPIOS DE INTERPRETAÇÃO

1. O QUE É UM RITMO EEG?

O sinal EEG é definido por uma amplitude que varia de 5 a 200 uV e uma banda de frequência que varia de 0,5 a 40 Hz. Esta variação na frequência e amplitude permitiu aos investigadores decompor o eixo de frequência e amplitude em quatro partes denominadas ondas ou ritmos. As ondas cerebrais são flutuações do potencial eléctrico no cérebro que podem ser medidas com o EEG(8) **(figura 15) :**

- Delta: abaixo de 3,5 Hz

- Theta: de 4 a 7Hz

- alfa: de 8 a 13 Hz

- beta: acima de 13 Hz

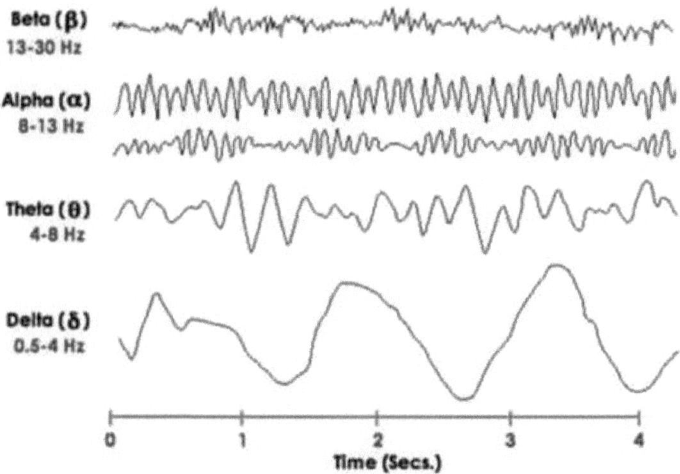

Figura 16: Os diferentes ritmos do EEG

A frequência não define o ritmo de forma isolada:

- Um ritmo alfa é definido não só pela sua frequência, mas também pela sua distribuição e capacidade de resposta,

- Se um ritmo é da frequência alfa (entre 8 e 13 Hz) mas não tem as outras 2 características, não é um ritmo alfa mas sim um ritmo parecido com o alfa.

Exemplo:

- O ritmo alfa é o ritmo mais comum no EEG adulto normal.

- Um ritmo de frequência alfa difuso e não reactivo observado no contexto de coma é um sinal a favor de danos no tronco cerebral e, portanto, de mau prognóstico.

2. *O QUE É UM EEG NORMAL?*

A actividade EEG normal corresponde à actividade EEG observada em sujeitos livres de qualquer patologia que possa afectar directa ou indirectamente a electrogénese cerebral.

- **Não há uma aparência normal de EEG, mas muitas aparições normais de EEG**, algumas das quais são mais frequentes do que outras. Os mais frequentes são chamados "normais habituais", os outros são rotulados de "normais incomuns".

- **A normalidade do EEG varia com a idade** (maturação da actividade do EEG em bebés prematuros, lactentes, crianças). As mudanças associadas ao envelhecimento não são uniformes de um sujeito para outro.

- A normalidade do EEG varia de acordo com o estado de alerta, o EEG muda consideravelmente assim que o nível de alerta muda e durante o sono.

- A actividade normal do EEG não significa que não haja patologia cerebral.

- A actividade anormal do EEG não indica o cérebro ou outra patologia.

- A interpretação de um traço de EEG só pode ser feita com pleno conhecimento dos dados clínicos.

- A identificação de anomalias, mesmo aquelas consideradas específicas de uma determinada patologia (como picos de epilepsia), só é significativa em correlação com os dados da entrevista e do exame clínico.

- Ao interpretar um traço de EEG, deve ser dada atenção aos diferentes parâmetros de visualização: sensibilidade, amplitude, constante de tempo, filtro passa-baixo **(figura 16), a** fim de evitar armadilhas: por exemplo, uma microtensão ou um traço plano pode ser interpretado quando é o ganho que é elevado, uma hypsarrhythmia e todas as ondas lentas podem ser suprimidas aumentando a constante de tempo(3, 10, 11)

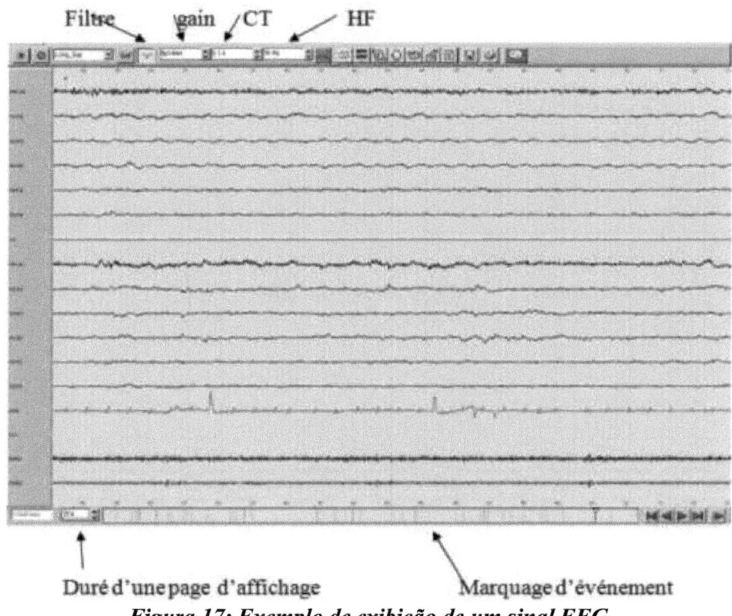

Figura 17: Exemplo de exibição de um sinal EEG

3. AS ACTIVIDADES NORMAIS DE EEGE DO ADULTO DESPERTO :

3.1. O ritmo alfa :

- É um ritmo em banda alfa (ou frequência) de 8 a 13c/s, topografia posterior (atrás do vértice), distribuição bilateral e simétrica, amplitude em torno de 50pV, máximo na morfologia occipital, sinusoidal, fuso modulado e bloqueado por abertura ocular (resposta de paragem visual) **(Figura 17)**. O ritmo alfa é atenuado por uma maior vigilância e atenção e pode desaparecer durante a actividade mental.

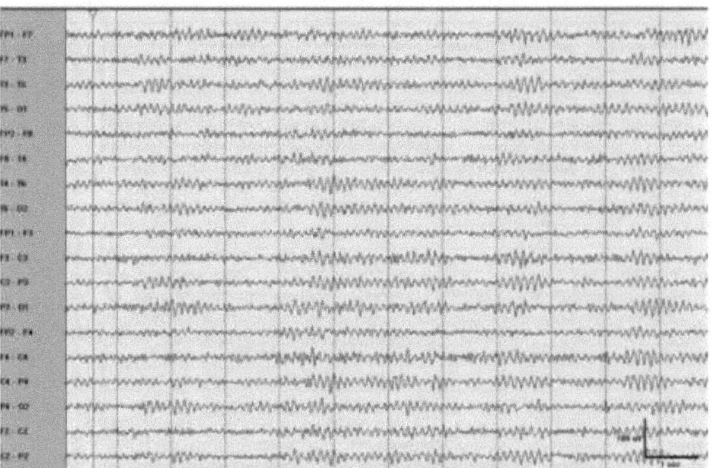

Figura 18: Ritmo Alfa

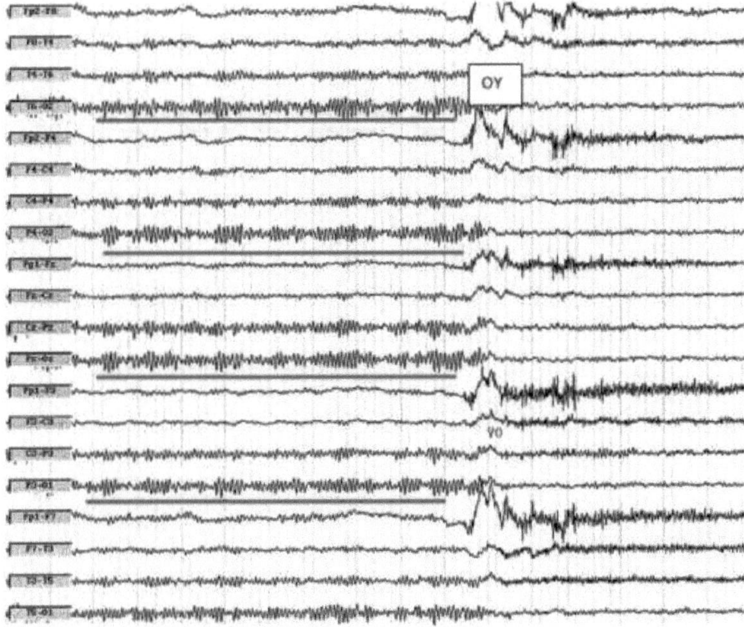

Figura 19: Ritmo alfa posterior simétrico que responde à abertura dos olhos.

- A amplitude pode ser muito pequena, microvolt, sem carácter patológico.

3.2. O ritmo beta :

- Frequência superior a 13 c/s (de 14 a 45 c/s), ocupa as regiões médias de ambos os hemisférios, muitas vezes de forma assíncrona. Baixa amplitude (menos de 20pV), é mascarada pelo ritmo alfa. É bloqueado ou atenuado pelo movimento contralateral (reacção de paragem do motor) **(figura 18)**.

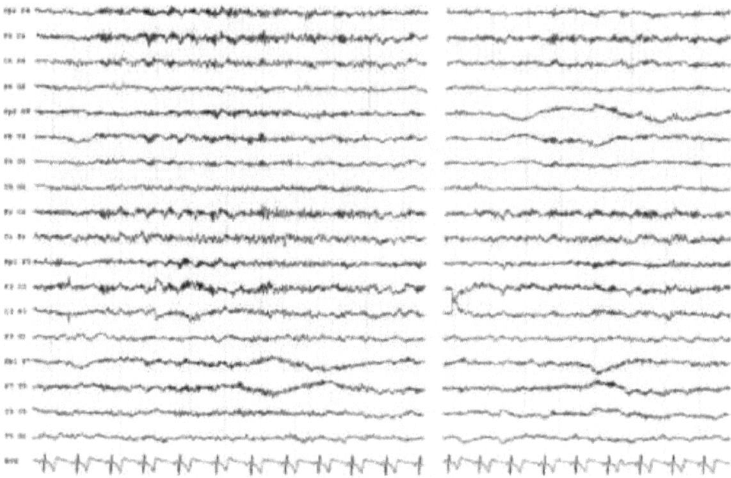

Figura 20: O ritmo beta

3.3. Ritmo Theta :

- A frequência de 4 a 7 c/s é baixa em quantidade, bitemporal no local, simétrica e síncrona.

- Um ritmo teta abundante ou assimétrico num adulto desperto é anormal.

3.4. O ritmo delta :

- Uma frequência inferior a 3,5c/s não é observada em adultos acordados.

  - o Um ritmo delta presente de forma difusa ou focalizada, num adulto desperto, tem sempre um valor patológico.

- Atenção: os ritmos teta e delta estão largamente representados durante as variações do nível de vigilância e, nestas condições, o seu aparecimento não é patológico(6).

4. ACTIVIDADES NORMAIS NÃO HABITUAIS DE EEG EM O ADULTO DESPERTO :

Esta é a armadilha no EEG. A sua variedade é grande, mas cada uma é "suficientemente rara para correr o risco de ser mal compreendida e confundida com actividade patológica quando encontrada em doentes ou presumíveis doentes".

4.1. O ritmo alfa :

- Pode estar ausente e ser substituído por uma actividade rápida de micro-voo (cerca de 10% dos adultos). Aparece apenas como um curto sopro quando os olhos estão fechados, depois desaparece.

- O ritmo alfa pode ser dividido em subharmónicas de frequência da banda theta **(Figura 19)**. No entanto, mantém as mesmas características topográficas e de reactividade. A combinação de um ritmo alfa e a sua variante lenta (geralmente metade da frequência alfa) dá falsos aspectos afiados ou pontiagudos.

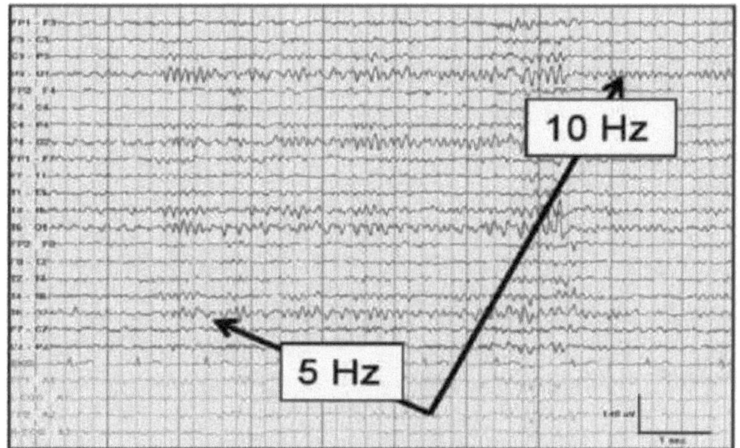

Figura 21: A sub-harmónica alfa

- A variante rápida do ritmo alfa é definida como um ritmo alfa de 11 a 13 Hz associado a um ritmo mais rápido de 14Hz a 16Hz, mantendo as mesmas características topográficas e de reactividade do ritmo alfa(11).

4.2. Ondas lentas posteriores :

- (ou ondas Pi) são actividades delta de localização occipital, bilaterais e frequentemente assimétricas em abundância e amplitude. São de alta amplitude (entre 75 pV e 150pV), atenuados ou bloqueados pela abertura dos olhos, acentuados pela HPN e desaparecem durante a SLI que realiza um treino **(figura 20)**.

- A combinação de ondas lentas posteriores e actividade alfa forma complexos de morfologia variável que podem assemelhar-se a uma ponta de onda.

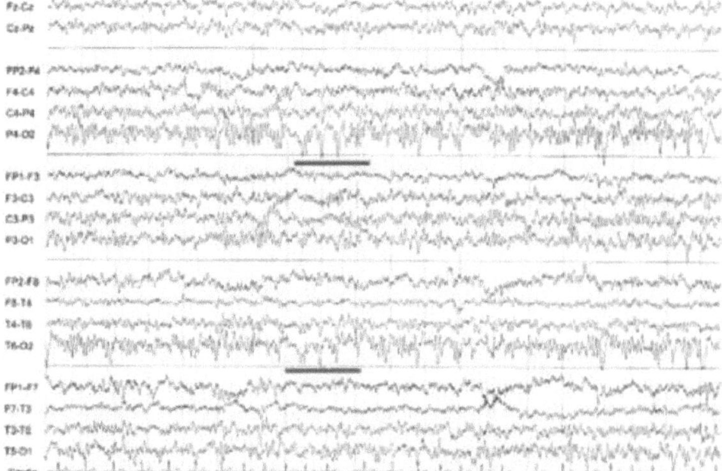

Figura 22: Ritmo alfa de fundo com ondas lentas posteriores.

4.3. O ritmo mu :

- (ou ritmo de curva, devido à sua morfologia) ocorre em rajadas ou comboios curtos de ondas de frequência 7 a 11c/s com uma amplitude de cerca de 50pV. É observado nas regiões centrais ou centro-parietais do couro cabeludo, e é bloqueado ou atenuado por movimento voluntário contralateral (ou pela ideia de o fazer) ou por estímulo táctil(11) **(Figura 21)**.

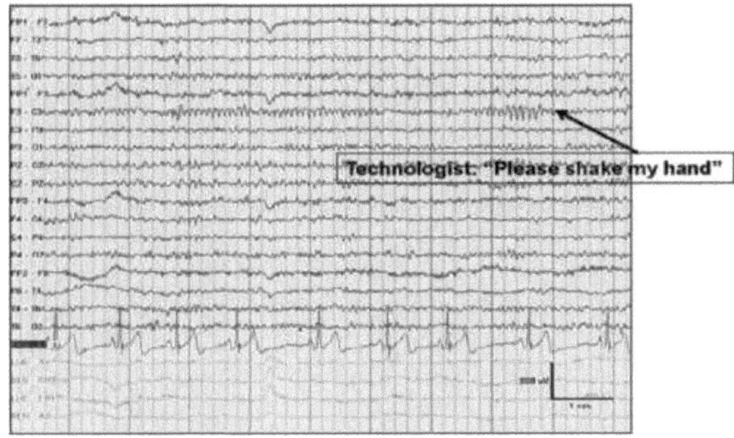

Figura 23: Ritmo mu nas regiões centrais esquerdas.

4.4. Ondas Lambda :

São espigões occipitais difásicos positivos de baixa amplitude (20pV), que aparecem apenas durante a abertura dos olhos **(Figura 22)**.

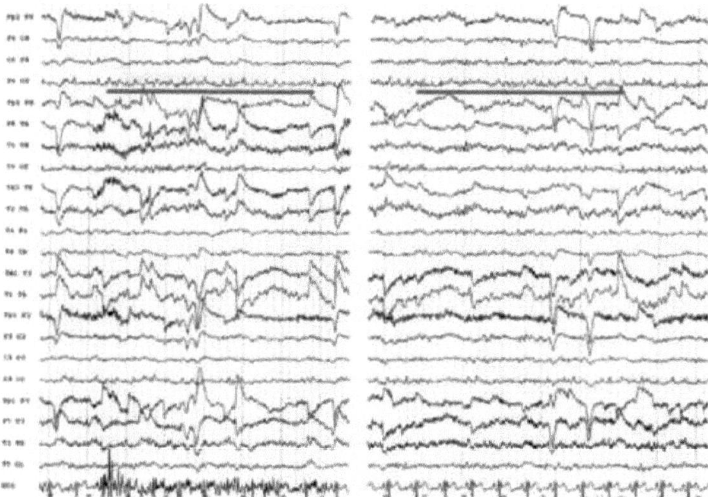

Figura 24: O ritmo Lambda

4.5. Os ritmos da componente :

- (ou ritmos de ruptura) são vistos em pacientes com perda óssea craniana e um
"flap" nas regiões centrais: estes são ritmos mu geralmente intercalados com
componentes mais rápidos. Podem estar associados a picos verdadeiros e ondas
lentas esporádicas do mesmo local e reactividade motora sem sentido **(Figura
23)**.

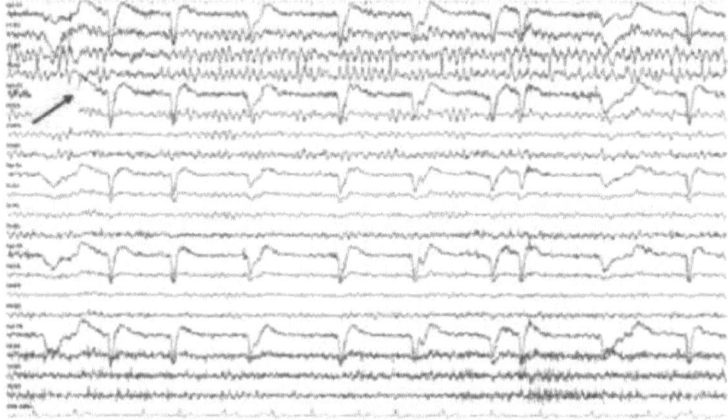

Figura 25: Ritmo da aba no hemisfério esquerdo

4.6. Actividades paroxísmicas normais invulgares :

- Estas são actividades fisiológicas paroxísticas, que devem ser bem conhecidas para
não cair na armadilha de um doente suspeito de ter ataques epilépticos.

4.6.1. Características comuns :

• Perfeita capacidade de resposta à abertura dos olhos;

• Pouco ou nenhum aumento na abundância ou difusão durante a hiperpneia,
contrastando com a abundância espontânea;

• Atenuação frequente ou mesmo desaparecimento durante o SLI;

• A frequente acentuação, em geral, durante as flutuações do nível de alerta ;

- O carácter imutável da reprodução: o mesmo aspecto sendo encontrado de um traço para outro, no mesmo assunto, em momentos diferentes, correspondendo a uma verdadeira assinatura EEG, persistindo ao longo da vida;

- A morfologia frequentemente arciforme dos complexos, de baixa amplitude e polaridade positiva;

- A ausência de manifestações clínicas concomitantes, mesmo para as descargas mais longas.

4.6.2. Aspectos analíticos :

a) Descargas de pico de 6 Hz:

- Também chamados "espigões fantasmas" por Walter, devido à sua baixa amplitude (abaixo de 40pV).

- Consistem num pico rápido seguido de uma onda de maior amplitude, repetindo-se entre 4 e 7 c/s durante um puff de um segundo **(Figura 24).**

- A distribuição é normalmente occipital, bissíncrona. Tais descargas são isoladas. Só são visíveis com os olhos fechados. A sonolência favorece-os.

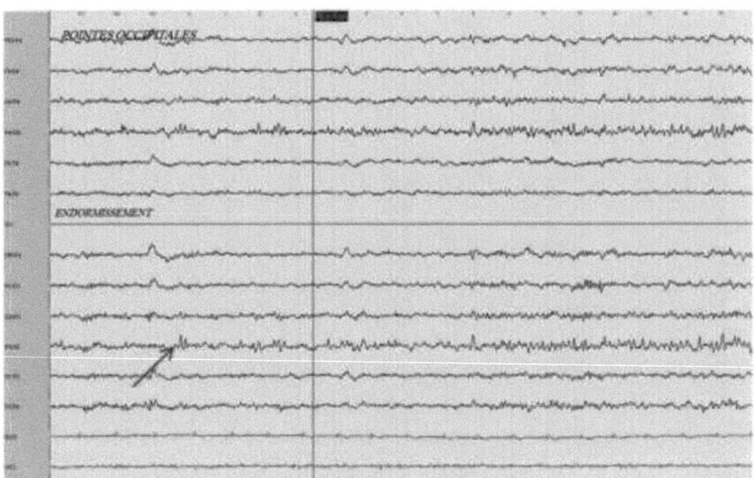

Figura 26: Picos de onda a 6 Hz

b) Picos positivos de 6 a 14 Hz

- São traços de duração inferior ou igual a um segundo, compostos por picos positivos, dentados de amplitude média, que se repetem a 4Hz, combinados com um ritmo a 6Hz, resultando num aspecto muito particular de ondas de pico notado **(figura 25).**

- O seu reconhecimento é assegurado quando os 2 ritmos componentes são observados independentemente no mesmo rastreio. A aparência é semelhante aos fusos de dormir, mas o local é diferente, na maioria das vezes temporal posterior.

- A distribuição é normalmente bisíncrona, ou unilateral, envolvendo qualquer um dos hemisférios em momentos diferentes.

- São mais perceptíveis durante o início do sono e durante o sono de ondas lentas(11).

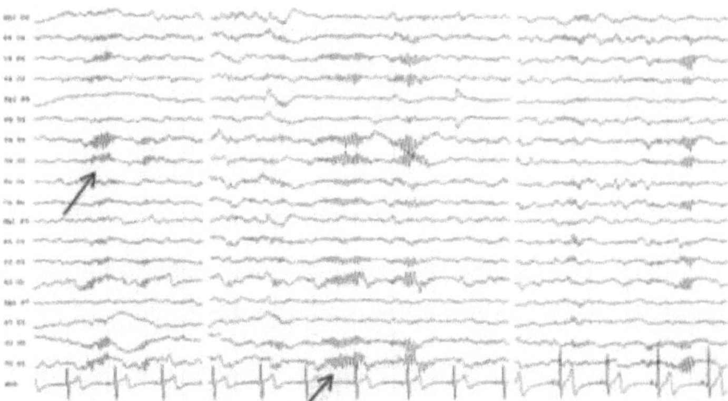

Figura 27: Picos positivos de 6 a 14 Hz

c) Descargas rítmicas temporais médias

- Muitas vezes referidas erroneamente como manifestações epilépticas, porque têm sido chamadas "variantes de descarga psicomotora", são observadas em 0,5% dos sujeitos normais. Correspondem a descargas que duram até vários segundos, aumentando e diminuindo progressivamente em amplitude, com um ritmo de frequência teta. A topografia é temporal média, bilateral ou unilateral, independente ou simultânea **(figura 26)**. A sonolência favorece-os.

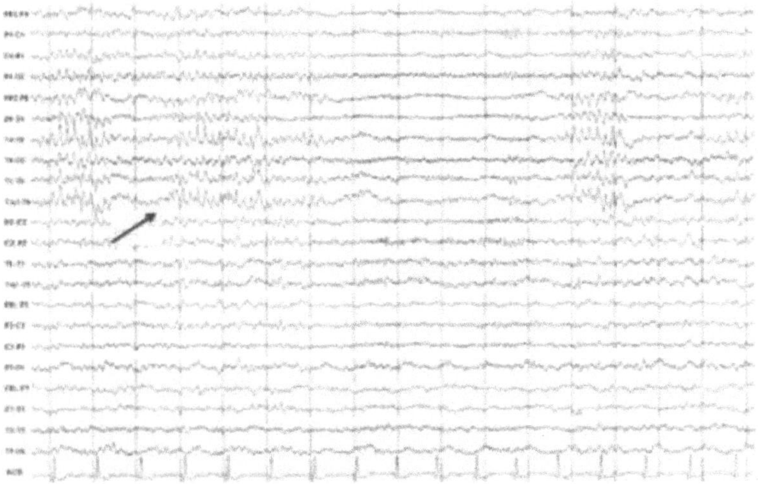

Figura 28: Descargas rítmicas temporais médias

d) Descarga Rítmica Subclínica de EEG de Adulto (SREDA)

- Descarga de 10 segundos a 5 minutos. O início é marcado por um pico monofásico ou difásico de grande amplitude, seguido um ou mais segundos depois por ondas de pico monofásico repetitivas que se repetem a cada 1-2 segundos e evoluem progressivamente para um padrão sinusoidal a 4-7c/s **(Figura 27)**. O fim ou é abrupto ou progressivo. A projecção é, em dois terços dos casos, bissíncrona e simétrica. Nunca há qualquer tradução clínica.

- Esta é uma actividade fisiológica invulgar que ocorre após os 50 anos de idade.

- É observado no estado de vigília, muitas vezes várias vezes no mesmo traço e não é activado pelo sono.

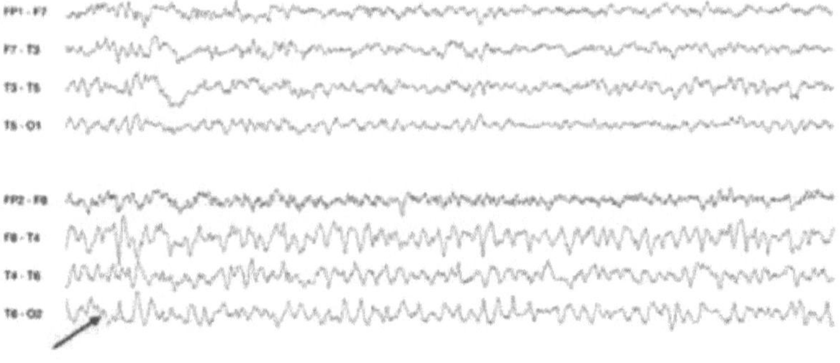

Figura 29: SREDA num paciente de 73 anos de idade

e) **Espigões esporádicos: wicketspikes**

São observados como comboios intermitentes de ondas monofásicas, arciformes, de polaridade negativa, de amplitude variável de 60 a 200 microV, de topografia temporal média ou anterior. Ocorrem em breves explosões que duram até 2 segundos **(figura 28)**. Eles assemelham-se a

No caso destes últimos, são mais abundantes quando o doente está a dormir.

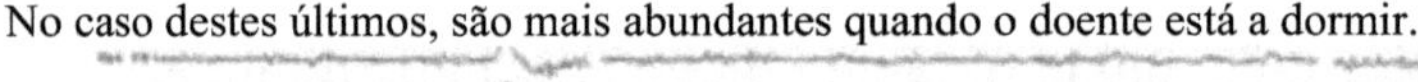

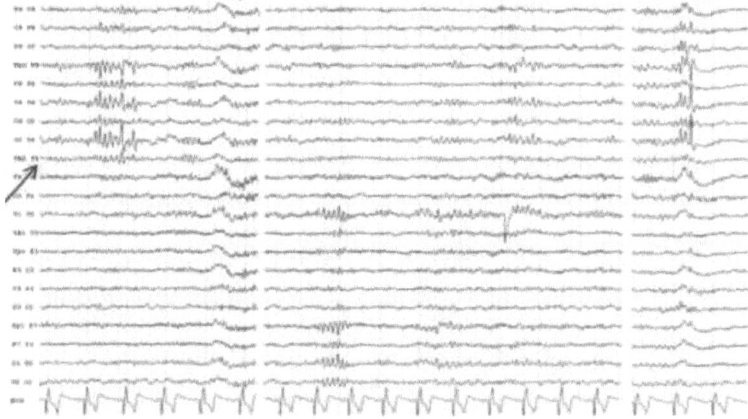

Figura 30: Wicketspikes

5. *ARTEFACTOS :*

*   Têm de ser reconhecidos, a fim de serem evitados por uma técnica rigorosa.

- Alguns artefactos são muito confusos e podem sugerir uma origem patológica.

5.1. Artefactos fisiológicos :

5.1.1. Movimentos oculares :

Geralmente facilmente identificáveis pela sua morfologia de ondas lentas, mais ou menos rítmicas de amplitude variável, a sua localização frontal simétrica, mas as excepções são frequentes **(figura 29).**

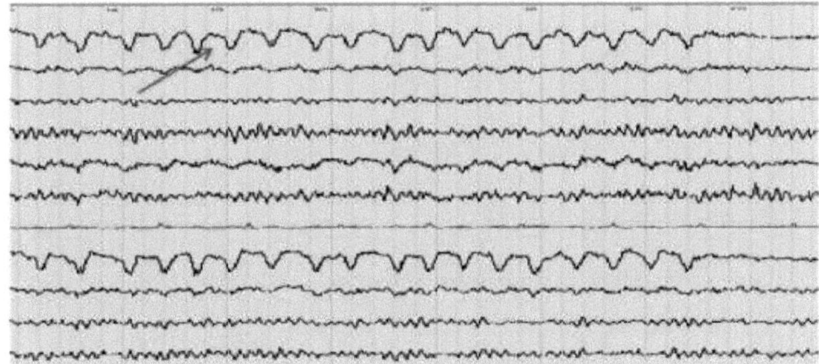

Figura 31: Movimentos dos olhos

5.1.2. A piscar :

- As actividades musculares tomam a forma quer de elementos isolados simulando um espigão "demasiado curto para ser verdade", muitas vezes arqueado e curvo em morfologia, quer de elementos repetidos organizados em rajadas ou sequências de complexos muito breves, irregulares em amplitude e morfologia **(figura 30).**

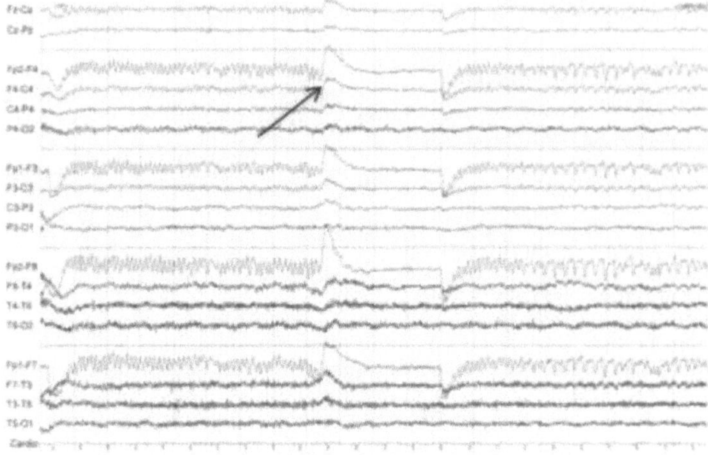

Figura 32: Pestanejos da pálpebra

5.1.3. Os movimentos do sujeito :

Tremor, mastigação, engolir, soluços, tosse **(Figuras 31, 32, 33)**...

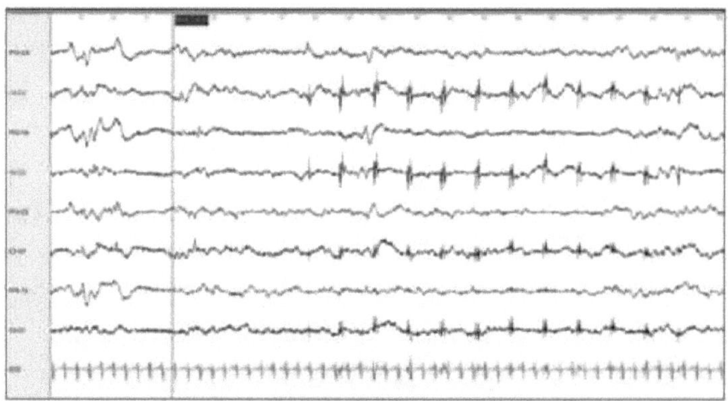

Figura 33: Artefacto de sucção

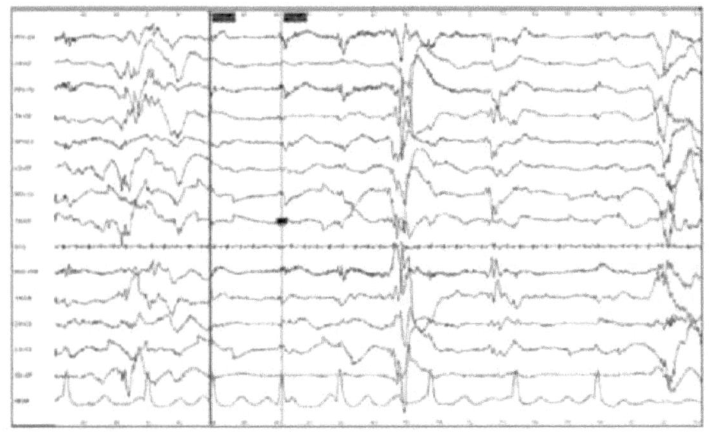

Figura 34: Soluço

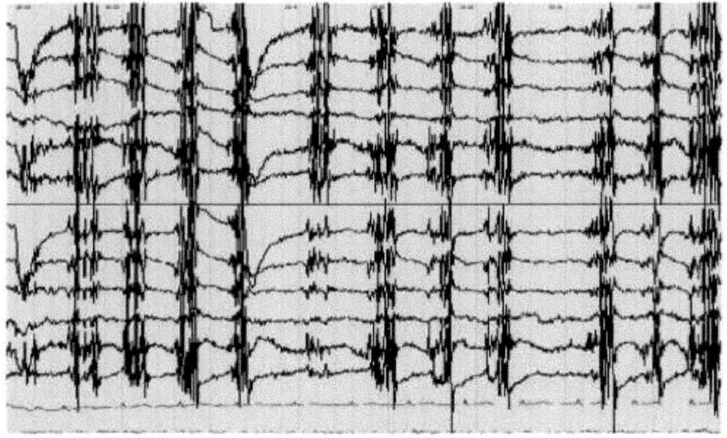

Figura 35: Mastigar

5.1.4. Outros :

(Figuras 34, 35)

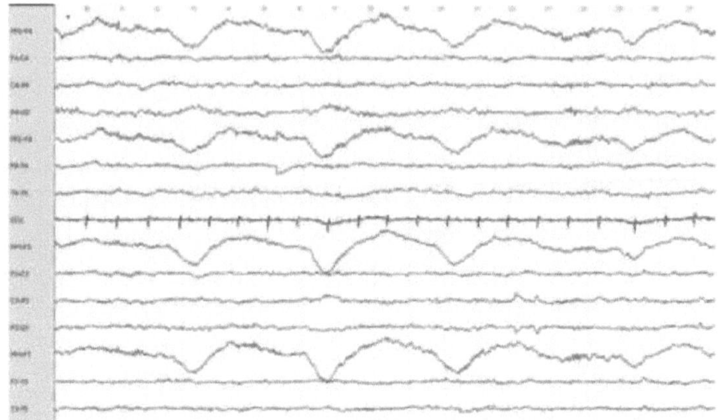

Figura 36: Electrodermograma (suor): muito lento, largo, sinal muitas vezes difuso

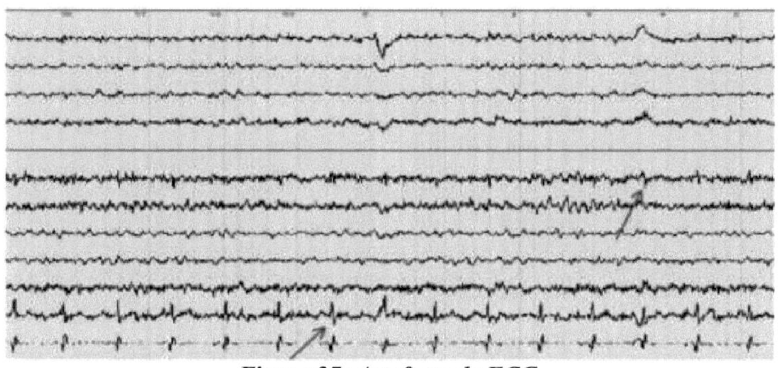

Figura 37: Artefacto de ECG

5.2. Artefactos tecnológicos :

são externas ao paciente e dependem das condições do equipamento e da recolha de sinais. A mais bela onda de espigão pode ser desencadeada por um simples artefacto electrostático **(figuras 36, 37, 38)...**

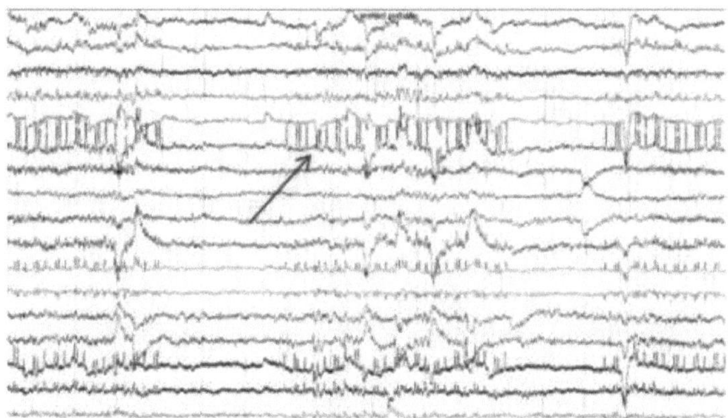

Figura 38: Artefactos do ambiente eléctrico: telefone móvel

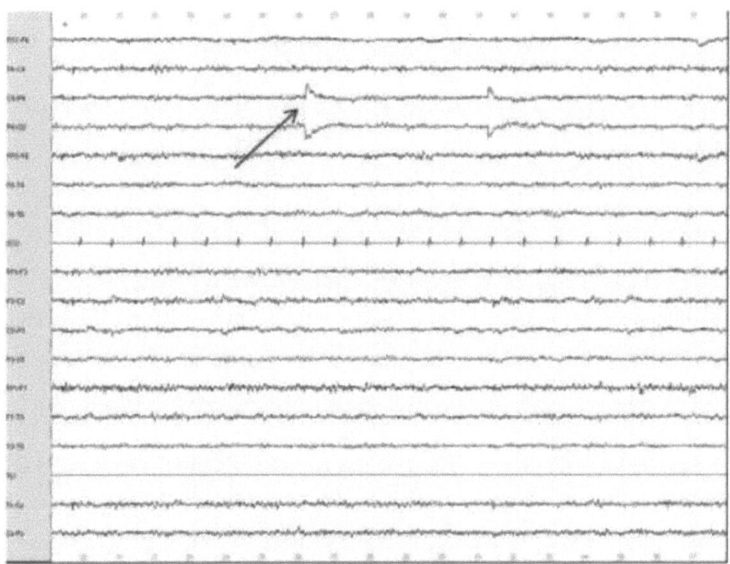

Figura 39: Artefacto: de eléctrodo P4

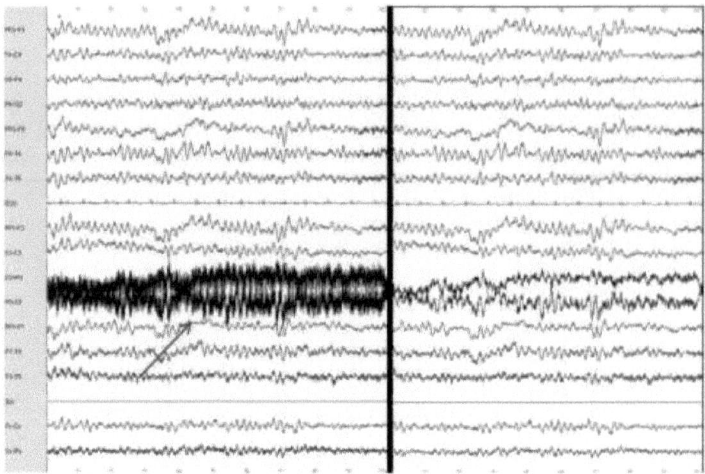

Figura 40: Artefacto: 50 HZ (sector)

6. ACTIVIDADES NORMAIS DE EEGO DURANTE O SLEEP EM ADULTOS

As actividades do EEG mudam consideravelmente durante o sono. Eles evoluem juntamente com as alterações do electrooculograma e do electromiograma em geral do músculo do queixo. O registo dos três parâmetros (EEG, EOG, EMG) é essencial para a classificação das fases do sono. A classificação de um sono nas suas diferentes fases é realizada, na prática, em cada página de gravação, ou seja, a cada 20 segundos.

A análise das fases do sono baseia-se nas regras de Rechtschaffen e kales (R & K estabelecidas desde 1968) que classifica o sono de 0 a 5 ou a mais recente (2007) estabelecida pela AASM (American Academy of SleepMedicine) que classifica o sono em sono não-REM (N1, N2, N3) e sono REM(3, 9)**(figura 39).**

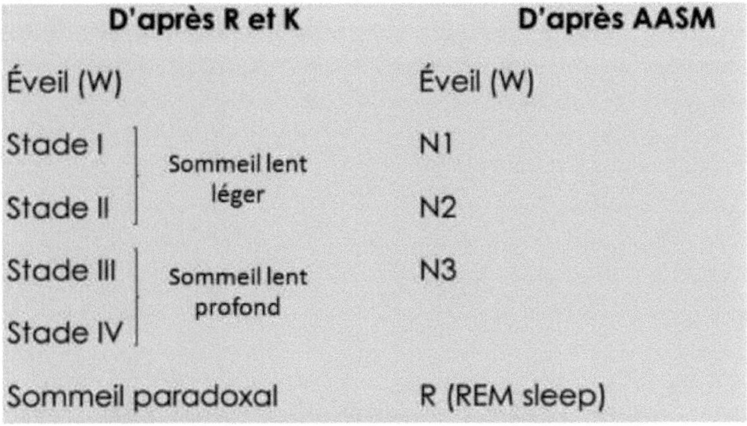

D'après R et K		D'après AASM
Éveil (W)		Éveil (W)
Stade I	Sommeil lent léger	N1
Stade II		N2
Stade III	Sommeil lent profond	N3
Stade IV		
Sommeil paradoxal		R (REM sleep)

Figura 41: Fases do sono de acordo com R&K e AASM

6.1. Etapa 1 (R & K) ou N1 (AASM):

- Aparece ao adormecer ou após uma reacção de excitação noutra fase do sono. Ao adormecer, o ritmo alfa desaparece. É substituído por actividades de frequência mista incluindo actividades alfa e teta durante menos de 50% do tempo. No vértice aparecem picos de vértices, potenciais negativos, de morfologia aguda, de amplitude máxima no vértice. Os movimentos oculares são lentos. A amplitude dos sinais electromiográficos (EMG) é ligeiramente atenuada **(figura 40).**

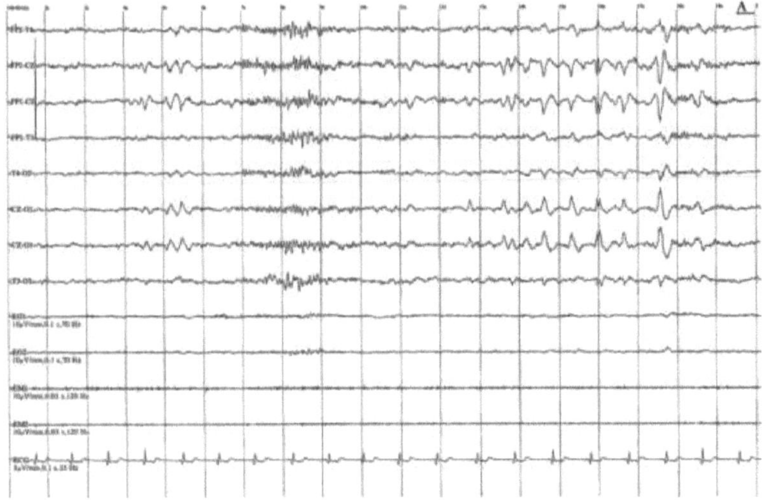

Figura 42: Estágio 1 (R & K) ou sono N1 (AASM)

Já não existe qualquer diferenciação anterior-posterior. Os ritmos são de baixa voltagem, com picos de vértices abundantes. Os movimentos dos olhos são lentos e o tónus muscular está presente.

6.2. Etapa 2 (R & K) ou N2 (AASM):

- Caracterizado pela presença de fusos de sono e complexos K sobre um ritmo de fundo misto e de baixa frequência. Os fusos do sono correspondem a uma actividade de frequência entre 11 e 15 Hz, de baixa amplitude que aparece em 0,5 a 1,5 segundos de sopro. São geralmente difusos com uma amplitude máxima nas regiões centrais do couro cabeludo. Não há movimentos oculares. O sinal EMG persiste **(Figura 41)(3)**.

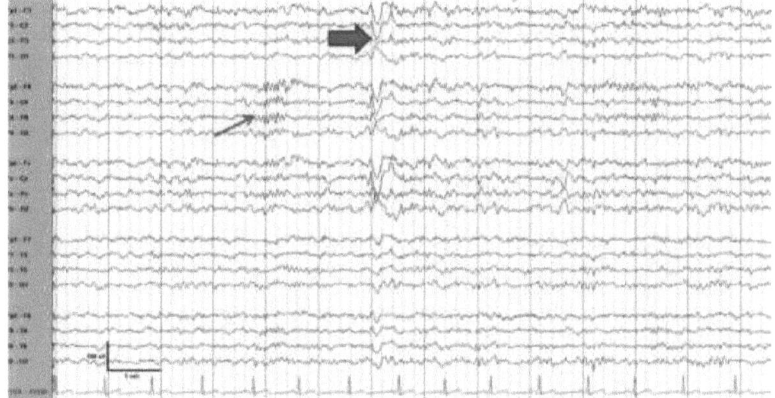

Figura 43: Estágio 2 (R & K) ou sono N2 (AASM)

Os fusos de sono (ritmos sigma) de 12 c/s são claramente visíveis nas regiões centrais. É registado um complexo K constituído por uma explosão teta-delta de actividade seguida por um fuso de sono. Os movimentos dos olhos são pendentes, o tónus muscular está presente mas reduzido.

6.3. Etapa 3 (R & K) ou N3 (AASM):

- É definido pela presença de ondas delta lentas difusas de grande amplitude durante 20-50% do tempo (a página de gravação corresponde a uma duração de 20 segundos) **(Figura 42).**

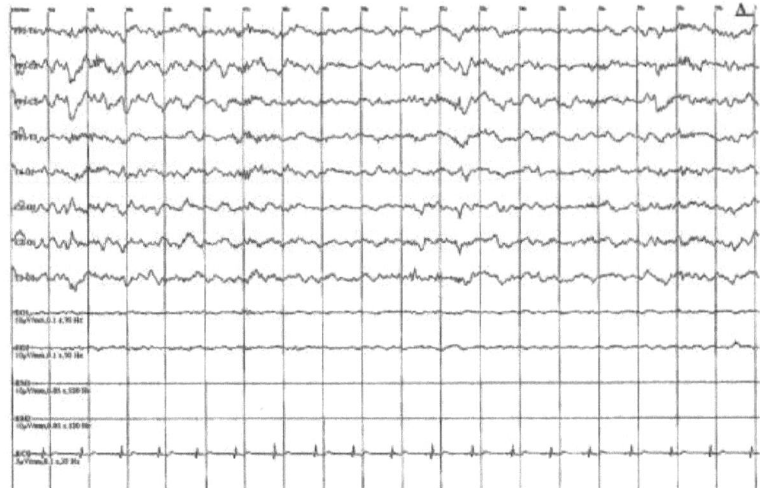

Figura 44: Etapa 3 (R & K) ou sono N3 (AASM)

Consiste em actividade delta com fusos de sono sobrepostos. Os movimentos oculares são pendulares e o tónus muscular é reduzido.

6.4. Etapa 4 (R & K) ou N3 (AASM):

Contém apenas ondas delta difusas, de grande amplitude, durante mais de 50% do tempo **(figura 43)**.

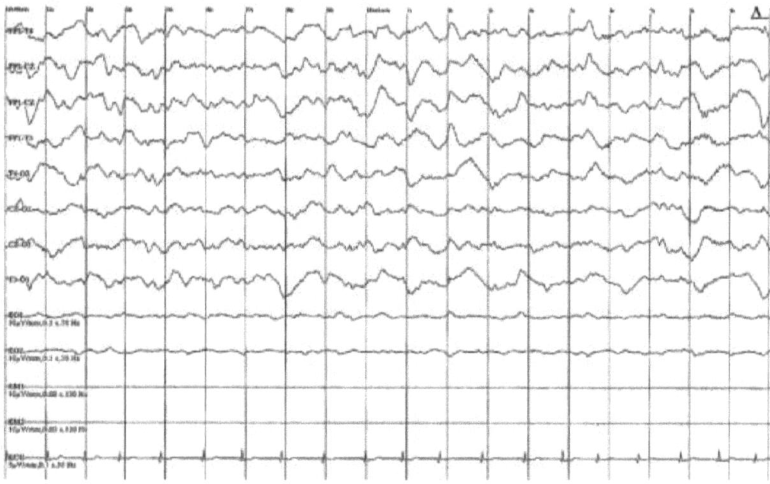

Figura 45: Estágio 4 (R & K) ou sono N3 (AASM)

Consiste em ondas delta altas e mais lentas do que na fase 3 e quase não há fusos de sono. Os movimentos oculares são pendulares e o tónus muscular é reduzido.

6.5. Sono REM (AASM):

- Corresponde ao reaparecimento de frequência mista, ritmos de amplitude moderada e actividades mais específicas chamadas "ondas de dente de serra". Os movimentos oculares estão presentes e rápidos, ocorrendo em rajadas ou isoladamente. O sinal EMG é extinto **(Figura 44)**.

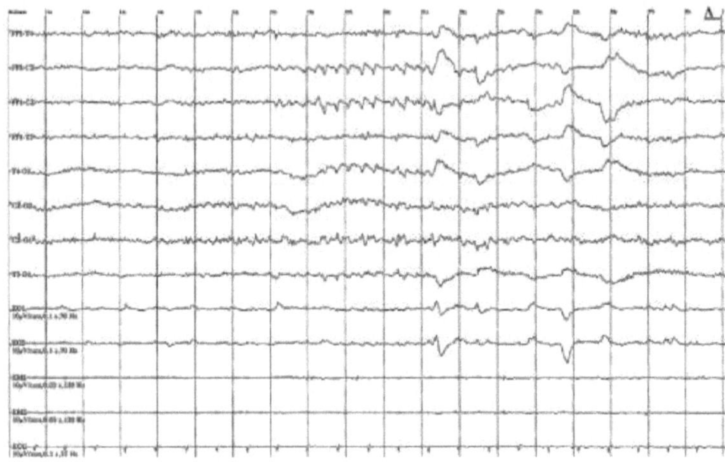

Figura 46: Sono REM (AASM)

Os ritmos de fundo são irregulares, com uma frequência de cerca de 7 c/s. Ondas occipitais de dentes de serra podem ser vistas nas regiões centrais frontais, as quais precedem em breve movimentos oculares rápidos em todas as direcções. O tónus muscular isaboli.

7. COMO ACTIVAR O SINAL EEG

([11],[14]-[17])

Na prática actual, são recomendadas duas técnicas de activação: a hiperpneia (HPN) e a estimulação luminosa intermitente (ILS).

7.1. Hiperpneia :

A hiperpnoia sensibiliza o EEG devido à alcalose relacionada com a hipocapnia.

- O paciente respira fundo, repetido continuamente durante 3 a 4 minutos, enfatizando a profundidade da exalação.

- O objectivo é procurar uma mudança no ritmo básico, uma acentuação das anomalias pré-existentes, ou o aparecimento de novas anomalias **(Figura 45).**

- A hiperpnoia pode ser realizada a partir dos 3 anos de idade.

- Em adultos, a hiperpneia está contra-indicada em casos de doença cardíaca ou respiratória grave, hemoglobinopatia, e suspeita de hipertensão intracraniana (ICH).

- Pensa-se que as alterações do EEG são o resultado da vasoconstrição dos vasos cerebrais.

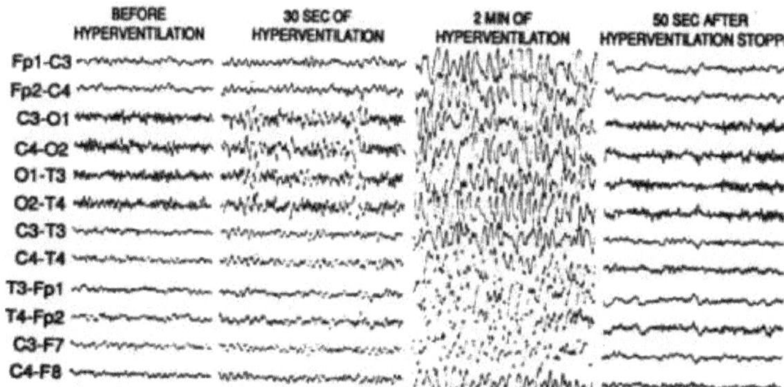

Figura 47: Efeito da hiperpneia sobre o vestígio do EEG

7.2. Estimulação da luz intermitente:

A estimulação luminosa intermitente (ILS) fornece flashes intensos de luz a uma frequência que varia de 1 a 60 Hz, dependendo das indicações. Os clarões esbranquiçados de luz produzidos por um estroboscópio, com ou sem grelha, colocados a 30cm dos olhos do paciente são de intensidade e duração idênticas, qualquer que seja a frequência de estimulação, testando 3 condições: enquanto os olhos estão fechados, com os olhos fechados, com os olhos abertos.

O objectivo do SLI é procurar a fotossensibilidade, característica de certas síndromes de epilepsia.

A resposta anómala é caracterizada pelo aparecimento de elementos paroxísticos, com ou sem sinais clínicos. Algumas crises epilépticas podem ser muito fortemente desencadeadas pelo SLI. Esta técnica de activação será utilizada com precaução a fim de determinar um "espectro de fotossensibilidade": começamos com estimulações de baixa frequência (2Hz) entregues em comboios de ondas curtas (cerca de 4 segundos).

A frequência de estimulação, em comboios de ondas curtas, é gradualmente aumentada até aparecerem os paroxismos. A estimulação é então interrompida. É imediatamente retomada a partir dos comboios de frequência nas mesmas condições até ao aparecimento de paroxismos. Entre as duas frequências de estimulação que determinam o aparecimento de paroxismos é definido o espectro da fotossensibilidade.

- A SLI também pode mostrar assimetrias na reactividade e também pode ser útil no diagnóstico de certas condições raras, tais como ceroido-lipofuscinoses.

- Não há contra-indicações para executar SLI.

7.3. Privação do sono :

7.3.1. Porquê?

- A própria privação do sono tem um efeito indutor no desenvolvimento de anomalias EEG intercríticas.

- A privação do sono é um meio preferido de indução do sono.

- As variações no nível de vigilância e sono são momentos propícios ao desencadeamento de anomalias paroxísmicas.

7.3.2. Como praticar?

- Em adultos: privação completa durante 24 horas na noite anterior à gravação.

- Nas crianças: privação mais curta, adaptada à idade.

7.3.3. Onde praticá-lo?

- Nos adultos, a hospitalização é necessária no dia anterior à privação do sono; caso contrário, o paciente deve ser levado para o laboratório EEG e regressado a casa.

8. COMO AVALIAR A REACTIVIDADE?

Várias reactividades são estudadas:

8.1. Num assunto desperto :

8.1.1. Reactividade ao abrir os olhos:

- O paciente é convidado a abrir os olhos durante alguns segundos e depois fechá-los novamente.

8.1.2. Reactividade motora :

- O paciente é convidado a fechar um punho.

8.2. Num assunto em coma :

8.2.1. Capacidade de resposta sensível :

- A estimulação sensorial é aplicada a um membro, geralmente o membro inferior e o pé.

8.2.2. Capacidade de resposta auditiva :

- É desencadeado um ruído súbito e alto (palmas). O estímulo repetido a ritmos variáveis também pode ser utilizado(12).

8.2.3. Reactividade dolorosa:

- O estímulo doloroso é realizado em caso de perturbações da consciência ou da vigilância (por exemplo, beliscar o mamilo).

9. EEG EM PEDIATRIA :

9.1. A técnica:

9.1.1. Número de eléctrodos :

* Em bebés prematuros e recém-nascidos, 8 eléctrodos são suficientes, distribuídos simetricamente pelos dois hemisférios oposto às regiões frontal, rolandica, occipital e temporal(10, 13) ;

* Para bebés com mais de 3 meses e crianças, o número de eléctrodos a utilizar aumenta com a idade até atingir o número recomendado para adultos.

9.1.2. Tipo de eléctrodos :

* Nos neonatos, pequenos eléctrodos são colocados num capacete desenvolvido por C. Dreyfus-Brisac **(figura 46) que** consiste em duas tiras de borracha com furos de 1,5 cm de distância. Se o recém-nascido estiver num estado precário, os eléctrodos de agulha muito finos e curvos são práticos. Para um registo prolongado, os eléctrodos podem ser colados, tendo o cuidado de não danificar a pele.

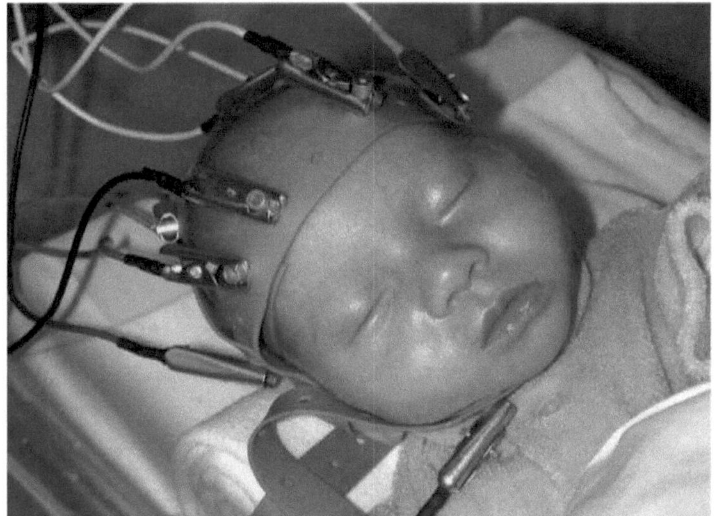

Figura 48: O capacete de C. Dreyfus-Brisac

- Para bebés com mais de 3 meses e crianças, os eléctrodos monopolares são preferíveis, presos a um capacete de borracha macia.

9.1.3. Realizado por :

* Construção da confiança, logo que tenham idade suficiente para compreender,

* Em bebés, a obtenção de sono espontâneo é essencial, incluindo o sono de ondas lentas. O registo de uma sequência de sono é desejável em crianças pequenas. O uso de uma droga hipnótica deve continuar a ser excepcional. O sono vem espontaneamente:

    o Numa atmosfera calma,

    o Durante uma refeição,

    o Na hora da sesta,

    o Recomendar aos pais que tragam o objecto ritual para ir dormir,

    o Ter avisado para manter a criança acordada durante a viagem de ida e volta ao hospital.

* Os artefactos são quase constantes na criança acordada e na criança de tenra idade. Esta é a razão pela qual o rastreio do sono é necessário, para além do seu interesse activo em eventos patológicos.

* A monitorização do vestígio e do comportamento da criança com outros é essencial durante todo o processo de gravação.

9.1.4. Teste de activação :

* A hiperpnoia só pode ser alcançada se a criança compreender; em bebés, o choro produz hiperpneia espontânea.

* A estimulação luminosa intermitente deve ser realizada quando a criança está acordada.

9.1.5. Poligrafia :

* Em bebés, é essencial registar simultaneamente o EEG, ECG e respiração.

9.2. Os principais indicadores do EEG em bebés prematuros:

9.2.1. O ritmo de fundo :

* Padrão descontínuo: sucessão de explosões de actividade e padrões isoeléctricos (ou zero)

    ■ O único aspecto antes de 28 SA (semanas de amenorreia),

* Padrão alternado (**figura 47**): explosões alternadas de actividade e padrões micro ou de baixo volume.

    ■ Existe apenas durante o sono tranquilo da 37SA

    ■ A duração dos respectivos períodos varia de acordo com a idade conceitual:

- 27-29SA

    o 1 a 2 segundos de explosão

    o Interbreaks > 40 segundos

- 37ème SA

    o Puffs e inter-puffs com a mesma duração: 3 a 5 segundos.

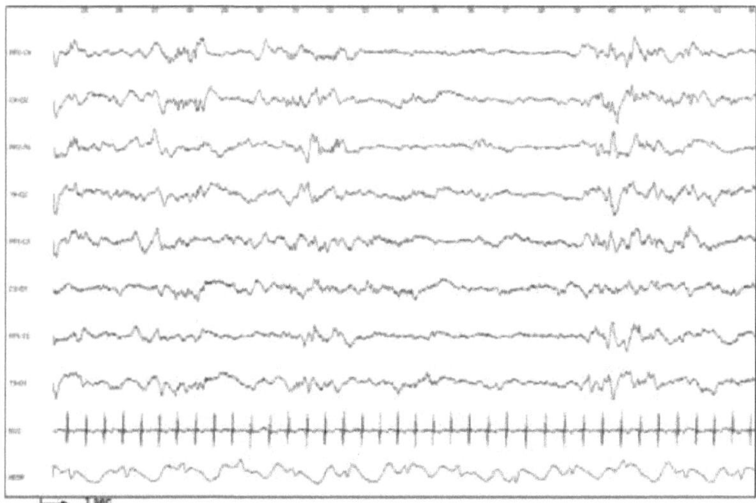

Figura 49: Padrão alternado de sono tranquilo (41SA)

- Assíncrono hemisférico

    ■ Antes do termo: as actividades são mais ou menos síncronas.

    ■ Após o termo: as actividades anteriores e posteriores são assíncronas.

9.2.2. Capacidade de resposta:

- Resposta variável (dependendo do estado de alerta): ou ondas lentas achatadas, ou ondas lentas difusas, ou ondas negativas, seguidas de ondas lentas.

9.2.3. Números EEG :

* Entalhes frontais **(figura 48)**: elementos bifásicos, grandes (200pV), isolados ou agrupados (2 ou 3) - a serem diferenciados dos artefactos oculares.

    ■ < 40 SA: vigília e sono tranquilo

    ■ > 40 SA: apenas durante o sono tranquilo.

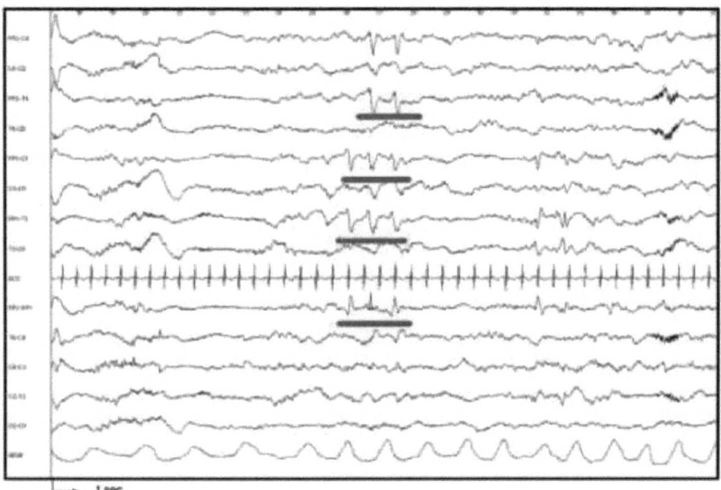

Figura 50: Os entalhes frontais

- Deltabrushes **(Figura 49)**: grandes folhados delta sobremodulados com ritmos rápidos

    ■ 27SA a 38SA

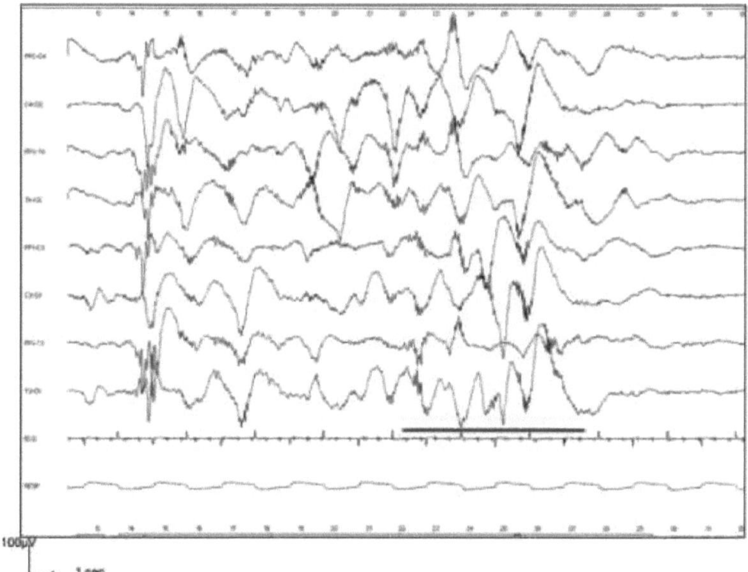

Figura 51: Os deltabrushes

- Os espigões rolandeses (temporal, occipital)

- ■ < 41SA: sono acordado e tranquilo
- ■ > 41 ADT: apenas durante o sono tranquilo

9.3. Os principais indicadores do EEG no termo recém-nascido:

Individualização de 3 estados clínicos de alerta: vigília (olhos abertos durante pelo menos um minuto), sono tranquilo e sono inquieto.

9.3.1. O ritmo de fundo :

- O traçado alternado: traços alternados de 1 a 4 c/s, ritmos amplos e traçados de duração quase idêntica: apenas observados durante o sono calmo até ao M1 (primeiro mês de vida).

- Padrão de actividade média = actividade teta, contínua, difusa, 50pV: apenas observada durante o sono acordado e inquieto.

- Assíncrono hemisférico: é constante até M1 para actividades anteriores, até M6 ou mais tarde para actividades posteriores.

O recém-nascido adormece em sono inquieto (esta fase representa 50% do sono total).

O sono tranquilo e o sono inquieto seguem um ao outro em períodos de cerca de 20 minutos

9.3.2. Números EEG:(figura 50)

- Desaparecimento das "escovas delta" do bebé prematuro

- Persistência de figuras "prematuras": Os entalhes frontais só são vistos durante o sono calmo até à M1.

- Picos românticos (temporais) para M5 durante o sono tranquilo.

- Aparição de novas figuras: Fusos do sono:

    - Durante o sono tranquilo

    - A partir de S2.

    - Assíncrono com M1.

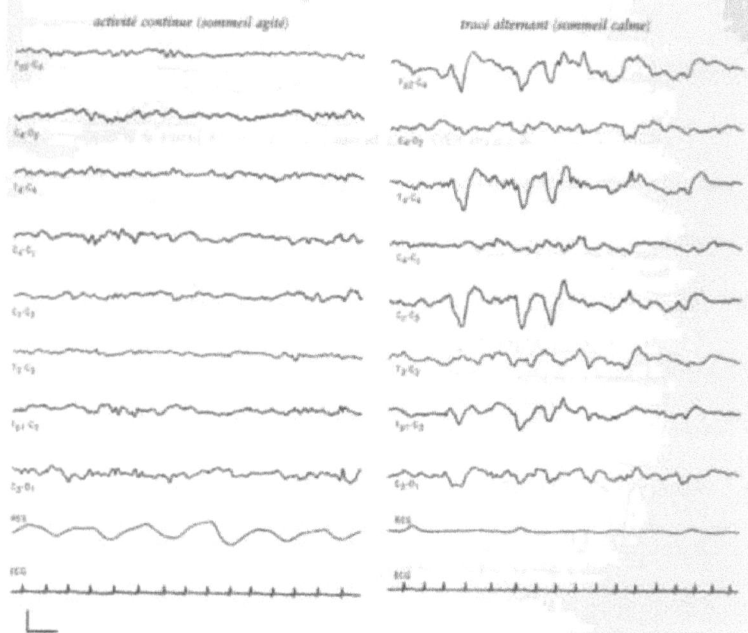

Figura 52: Vestígio de EEG de um recém-nascido a termo (3ème dia)

9.4. Os principais indicadores do EEG em bebés:

- O traço é contínuo, independentemente do estado de alerta.

- M1 :

    o Desaparecimento dos entalhes frontais

    o Fusos de sono síncronos e silenciosos

- M3 :

    o Ritmos a 3 a 4 c/s, occipitais, responsivos à abertura dos olhos.

    o Adormecer em sono de ondas lentas.

- M5-M6 :

    o Aparecimento de picos de K complexos e verdes durante o sono de onda lenta.

- M6 aos 2 anos :

    o Aumento progressivo da frequência dos ritmos posteriores durante o estado
    de vigília.

- Adormecer em sono de onda lenta, com hipersincronia (lenta ou rápida).

9.5. *Aspectos EEG em crianças de 2 a 5 anos de idade :*

- Actividades dominantes de teta, 5-6 c/s, até 6-7 c/s.

- Aspecto de ritmos alfa de 2 anos.

- Muitas variações interindividuais, padrão instável.

- Organização espacial entre 18 meses e 3 anos.

- Aspecto de ondas lentas posteriores entre os 2 e 3 anos de idade, simétricas e
reactivas.

9.6. *EEG entre 6 e 10 anos:*

- Muitas variações inter-individuais nas frequências dominantes.

- Alfa pode ser dominante logo aos 4 anos de idade ou ainda raro aos 10 anos de
idade.

9.7. *EEG entre os 10 e 13 anos de idade:*

- A actividade dominante é alfa.

- Presença de ondas lentas posteriores bilaterais e reactivas

9.8. *O EEG nos adolescentes :*

- A actividade dominante é a do adulto.

- Presença de ondas lentas posteriores bilaterais e reactivas.

- Aparecimento de figuras fisiológicas adultas invulgares.

10. (O QUE SÃO PAROXISMOS DE EEG?

- Um paroxismo EEG é um elemento de grafite transitório com um início e término abrupto que atinge a sua amplitude máxima muito rapidamente, destacando-se muito claramente da actividade de fundo. A sua amplitude é pelo menos duas vezes maior do que a actividade de fundo.

- Um paroxismo EEG ou é simples ou complexo. Simples, consiste em apenas um elemento: uma onda. Complexo, consiste em 2 ou mais ondas(14).

10.1. Paroxísmos simples:

10.1.1. A dica :

É uma onda muito acentuada, de curta duração, 20 a 70 anos, claramente distinta da actividade de fundo pela sua amplitude (10 a 20 vezes maior). O pico é monofásico ou mais geralmente bifásico, positivo ou negativo, dependendo da direcção do componente principal **(Figura 51)**.

A mais simples expressão electrográfica da hiperexcitabilidade e

A hipersincronização neuronal é a descarga interictal, um pico curto e de alta amplitude no EEG, frequentemente seguido de uma onda lenta. O correlato do pico interictal a nível neuronal é a despolarização paroxística (PDS), uma despolarização que dura 50-200 ms e limitada por uma explosão de potenciais de acção. O início do PDS envolve a activação de receptores não NMDA (N-metil-D-aspartato) para o glutamato e a entrada de sódio nos neurónios. A manutenção da despolarização envolve, dependendo do tipo neuronal, a entrada de cálcio nos neurónios através de receptores NMDA e canais de cálcio dependentes da tensão, ou a persistência da entrada de sódio após a despolarização inicial. O SDP é normalmente seguido pela pós-perpolarização, o correlato neuronal da onda lenta visível no EEG. Esta pós-perpolarização depende da entrada de cloreto através de receptores GABA tipo A e GABA tipo Bet e saída de potássio através de canais sensíveis à tensão e concentração de cálcio intracelular(6).

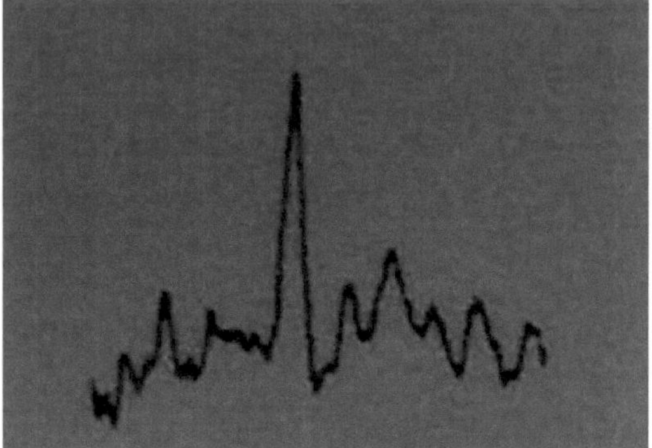

Figura 53: Dica

10.1.2. A onda frontal íngreme (ou onda aguda) :

É uma onda lenta (70 a 200Hz) de grande amplitude, menos acentuada que o pico e com uma fase inicial quase em ângulo recto com a linha de base **(figura 52)**.

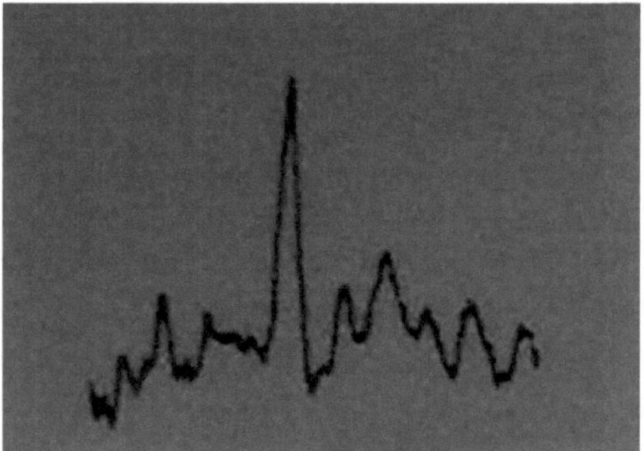

Figura 54: Ponta lenta

10.2. Paroxísmos complexos:

Têm muitos aspectos:

10.2.1. O complexo politécnico:

Sucessão de 2 ou mais picos de alta amplitude **(figura 53)**.

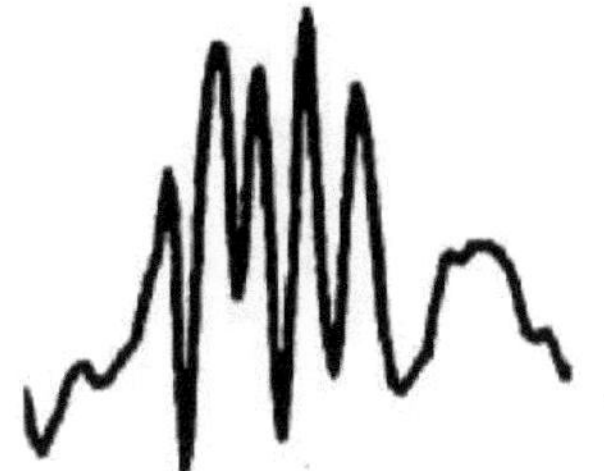

Figura 55: Poliopontos

10.2.2. *O complexo politécnico:*

- uma politípo seguida de uma grande onda lenta da mesma polaridade negativa
  (ascendente) **(Figura 54)**.

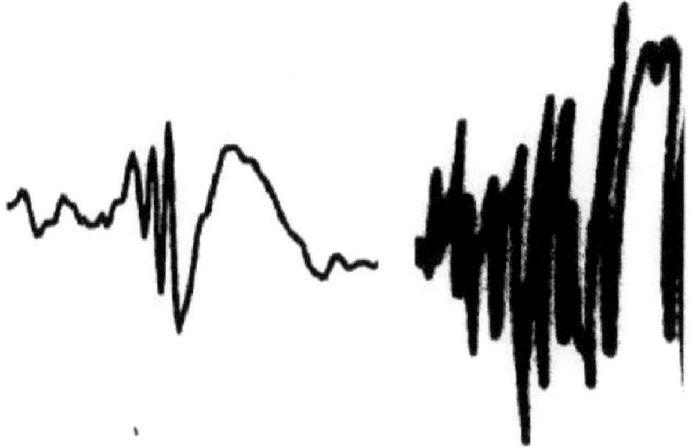

Figura 56: Polioponto

10.2.3. *O complexo de pontas de microondas :*

- complexo formado por um espigão e uma onda lenta de maior amplitude, da mesma
  polaridade que o espigão, com uma morfologia arredondada e de duração muito
  mais lenta **(figura 55)**.

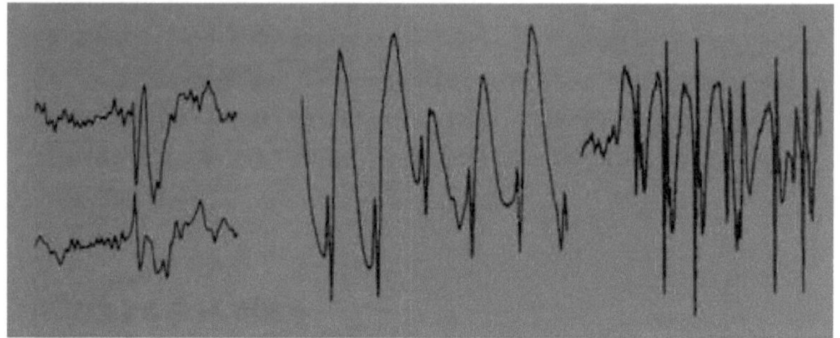

Figura 57: Diferentes tipos de espigões

10.2.4. O complexo de pico de onda rápida :

- picos regularmente recorrentes a 4-5 c/s, na sua maioria em descarga de curta duração.

10.2.5. O complexo de 3 c/s de pico de onda:

- Ondas de pico que se repetem muito regularmente, em frequência e amplitude a uma taxa de 3 c/s e muito geralmente organizadas em bufos ou descargas de projecção generalizada, bilateralmente simétrica e síncrona durante 5 a 15 segundos.

10.2.6. O complexo de espigão de onda lenta:

- ondas de picos mais irregulares a 2-2,5 c/s e organizadas em explosões ou descargas mais ou menos simétricas, mais ou menos sincronizadas, com um início e fim mais ou menos progressivos, com duração de 5 a 30 segundos, por vezes mais longos.

11. O QUE É A ACTIVIDADE PAROXÍSTICA?

- Diz-se que uma actividade é paroxística quando é composta por ondas com um início e fim súbitos, evoluindo durante um curto período de tempo (de alguns segundos para um ou dois minutos) e claramente distinguível da actividade de fundo pela sua frequência, forma e amplitude.

- A actividade paroxística não é composta apenas ou necessariamente de paroxismos simples ou complexos. Pode ser constituído por ondas de frequência variável (alfa, theta, delta, beta) ou por um simples achatamento da actividade de fundo.

- *Os paroxismos do EEG e as actividades paroxísticas do EEG são :*

  o Nem sinónimo de elementos patológicos, uma vez que existem paroxismos fisiológicos e actividades EEG paroxísticos.

  o Nem testemunhas obrigatórias de um processo patológico epiléptico, uma vez que existem paroxismos não epilépticos e actividades paroxísticas.

- A actividade crítica do EEG é a actividade paroxística ou não paroxística do EEG relacionada com um evento ou comportamento clínico anormal, maladaptativo ou inapropriado.

- A actividade paroxística intercrítica do EEG é actividade paroxística do EEG sem qualquer tradução clínica.

- Uma crise epilética é uma crise clínica: algumas manifestações são obviamente notadas ou relatadas durante a gravação, outras precisam de ser desmascaradas.

- A actividade EEG paroxística de longa duração (1 a vários minutos) não indica necessariamente uma convulsão epiléptica: ainda é necessário assegurar a perfeita integridade neuropsicológica durante o exame.

- A actividade de EEG paroxístico de curta ou muito curta duração (1 a poucos segundos) pode estar relacionada com uma crise epiléptica:

  o Breve atonia muscular, durante a manobra de juramento, contemporânea com um único sopro de ondas de espigão,

  o Incapacidade de repetir uma palavra memorizada durante uma explosão de paroxismo, ou incapacidade de repetir, durante uma descarga, uma instrução, uma palavra, um código apresentado antes da gravação.

o Parar um teste manual repetitivo durante uma descarga muito breve.

12. COMO CLASSIFICAR OS PAROXISMOS E AS ACTIVIDADES PAROXÍSMICAS?

12.1. Paroxísmos e actividades paroxísticas focalizadas:

12.1.1. Aspectos intercríticos :

- Estes são picos, ondas de picos ou ondas agudas seguidas ou não de ondas lentas. As polipunções focais e as ondas polipuncturais são muito excepcionais.

- Tais elementos são intermitentes, ou repetidos na maioria dos casos em intervalos irregulares.

<table>
<tr><td>

Grelha de avaliação de um elemento paroxístico de EEG grapho-elemento

1. Os paroxismos são de origem cerebral?

* caso contrário, são artefactos.

2. São baseados no cérebro, patológicos ou não?

* Caso contrário, são actividades fisiológicas invulgares.

3. Patológicos, são ou não de origem epiléptica?

*Se não, pode ser uma variedade de patologias, neurológicas ou não, a epilepsia é definida pela existência de convulsões epilépticas.

4. São de origem epiléptica, generalizadas ou focais?

* A distinção nem sempre é fácil (utilizar o EEG digital).

5. São de origem epiléptica e têm o valor de uma actividade crítica ou intercrítica?

</td></tr>
</table>

* utilizando testes clínicos apropriados.

6. Com que tipo clínico de apreensão é esta actividade compatível?

* são apenas compatíveis com apreensões parciais

* generalizadas, são observadas durante apreensões generalizadas ou aparentemente generalizadas, ou durante apreensões parciais.

7. Em que tipo de síndrome de epilepsia é que isto se observa?

* o diagnóstico sindrómico deve ter em conta todos os dados clínicos, electroencefalográficos e possivelmente radiológicos.

12.1.2. Aspectos críticos :

Serão descritos em geral e de acordo com o tipo de apreensão.

√ Descrição geral das crises epilépticas parciais (ou focais).

- O início é abrupto, mas pode não coincidir exactamente com o início das manifestações clínicas. É marcado pelo desaparecimento da actividade intercrítica se esta já existia anteriormente ou por :

    o Súbito aparecimento de ondas sinusoidais lentas, paroxismos repetitivos ou uma combinação de ambos,

    o Atenuação focal da amplitude da actividade de fundo determinada pela ocorrência de ritmos rápidos de amplitude muito baixa.

• Durante a apreensão, há uma transição gradual da lenta actividade sinusoidal para potenciais repetitivos. Normalmente a amplitude aumenta à medida que a frequência diminui.

Os aspectos são os seguintes:

- Pequenos e rápidos picos rítmicos de 10-20 c/s que se agitam débilmente e aumentam em amplitude e diminuem gradualmente na frequência para formar picos rítmicos interrompidos por ondas lentas.

- Estas mesmas ondas rápidas compõem toda a apreensão e dão um achatamento transitório dos traçados,

- Ondas lentas sinusoidais de bandas teta, projecção uni ou bilateral muitas vezes nas regiões temporais ou frontais.

• O fim da crise é abrupto com, dependendo do caso :

- Ressurgimento imediato da actividade de pré-pensão, mas as componentes da actividade intercrítica raramente reaparecem imediatamente,

- A ocorrência de ruborização intermitente paroxística idêntica,

- O aparecimento de algumas ondas lentas da mesma topografia,

- Uma depressão transitória dos traçados antes do reaparecimento da actividade de pré-preensão.

✓ Aspectos de acordo com o tipo de crise:

Embora não haja aspectos específicos de um determinado tipo de apreensão, as nuances de acordo com a origem das apreensões são sugestivas.

As crises epilépticas parciais simples caracterizam-se por :

• Na maioria das vezes, picos negativos localizados que aumentam em amplitude e diminuem em frequência,

• A topografia é frequentemente mais difusa do que a clínica sugeriria.

• Um sinal sintomático de crises psico-sensoriais ou viscero-motoras muda ao nível do EEG,

• A ausência de anomalias de EEG de superfície em 30% dos casos.

As crises epilépticas parciais complexas, 80% das quais são de origem temporal, caracterizam-se por :

- Picos decrescentes repetitivos ou ondas lentas, estáveis em frequência, de projecção variável de acordo com a semiologia clínica.

- Os aspectos paroxísticos são ainda mais característicos quando a face externa do lobo temporal está envolvida.

- Em contraste, a epilepsia do lóbulo temporal é expressa por pouca ou nenhuma actividade paroxística intercrítica.

As apreensões frontais são expressas de várias formas;

- Actividade frontal unilateral em 1/3 dos casos,

- Actividade paroxística bifrontal e simétrica,

- Actividade paroxística bilateral que é claramente mais pronunciada num hemisfério,

- Actividade paroxística generalizada, ligeiramente mais extensa na frente,

- Rápida actividade paroxística generalizada a 3 c/s, praticamente idêntica à observada na simples ausência de epilepsia generalizada idiopática,

- Actividade de projecção temporal anterior unilateral,

- A ausência de tradução do EEG.

As apreensões occipitais são enganosas;

- A localização estritamente occipital é rara,

- Um foco que oscila durante o curso da apreensão ou flutua de registo para registo do occipital para as regiões temporais,

- Uma projecção temporal é comum,

- Uma projecção bifrontal é particularmente confusa.

12.2. Paroxísmos e actividades paroxísticas generalizadas :

A diferença com paroxismos focais e actividade paroxística não é apenas topográfica. De maior importância é a morfologia dos elementos críticos e intercríticos generalizados, que se correlacionam melhor com o tipo de convulsões generalizadas e a síndrome epiléptica.

12.2.1. Aspectos intercríticos :

- Complexos de ondas espigadas a 3 c/s de projecção generalizada, perfeitamente simétricas e notavelmente sincronizadas em ambos os hemisférios apontam para uma ausência de epilepsia.

- Ondas lentas occipitais a 3c/s, simétricas, em rajadas ou sequências curtas, de alta amplitude, bem reactivas à abertura dos olhos estão frequentemente associadas a ausências.

- Paroxismos isolados e intermitentes tais como picos, ondas de picos, ondas agudas, poly-spikes ou poly-spike-waves. Os dois últimos são muito sugestivos de epilepsia mioclónica juvenil.

12.2.2. Aspectos críticos :

- As descargas de pico de onda de 3c/s ocorrem durante vários segundos, geralmente cerca de dez, mas podem repetir-se muitas vezes durante a gravação e particularmente durante a hiperpneia. Este aspecto de projecção generalizada, bilateral, simétrica e síncrona, intercalada com um ritmo de onda normal, está intimamente relacionado com as simples ausências de epilepsia.

- As descargas de polipulsos, geralmente acompanhadas por mioclonos maciços, espontâneos ou promovidos pela SLI, caracterizam as epilepsia mioclónica juvenil.

- Descargas de polipulsos com ou sem mioclonos maciços ou erráticos intercalados com um ritmo geral de fundo lento, sugerindo epilepsia mioclónica progressiva (por exemplo, doença de Lafora).

✓ Apreensão tónico-clónica generalizada:

- O ritmo de fundo desaparece; é abruptamente substituído por uma actividade de projecção generalizada, bilateral, simétrica e síncrona, evoluindo em várias sequências **(figura 56)**

- Ritmos a 10 c/s (ou mais) aumentando em amplitude e diminuindo em frequência. Esta sequência, correspondente à fase tónica, em grande parte mascarada por artefactos musculares, dura 10 a 20 segundos. É muitas vezes precedido por uma pequena explosão de picos, com ou sem mioclonos,

- Estes ritmos a 10 c/s (ou mais) aumentam em amplitude e diminuem em frequência. Esta sequência, correspondente à fase tónica, em grande parte mascarada por artefactos musculares, dura 10 a 20 segundos. É muitas vezes precedido por uma curta explosão de ondas de picos, acompanhadas ou não de mioclonos,

- Estes ritmos são interrompidos por ondas lentas que aparecem a intervalos regulares, desenhando ondas de picos repetitivos de 1 a 4 c/s durante cerca de trinta segundos: esta segunda sequência é a fase clónica.

- Um silêncio eléctrico com a duração de vários segundos,

- Ondas delta contínuas, monomórficas e lentas aparecem com amplitude crescente durante vários minutos, desvanecendo-se gradualmente para uma actividade teta contínua e depois espaçadas antes de a actividade básica reaparecer. Estas duas últimas sequências correspondem a coma e confusão pós-crítica.

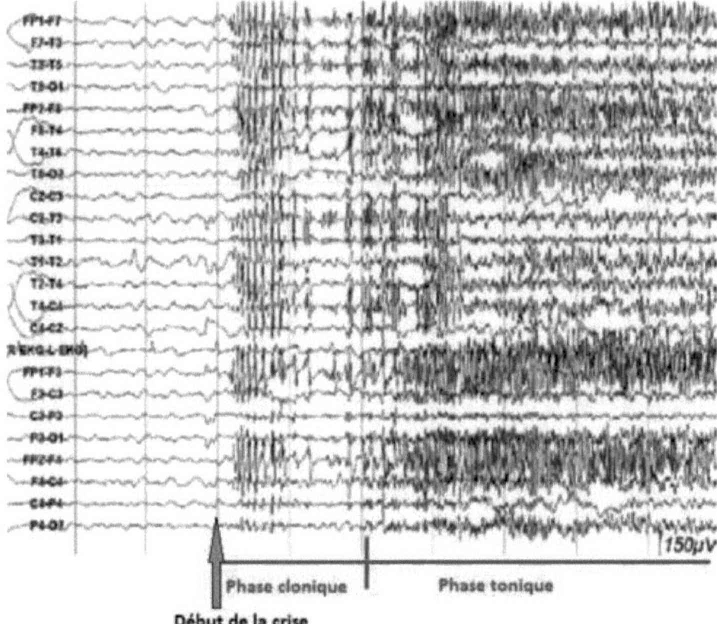

Figura 58: Aspecto do EEG de um CGTC

✓**Apreensão tónica generalizada**

- O aspecto do EEG corresponde a uma das 3 possibilidades seguintes:

> o Desincronização com achatamento do ritmo de fundo, o Ritmo de recrutamento de baixa amplitude com uma frequência de 10-20c/s. o Desincronização seguida de um ritmo de recrutamento.

✓**Estado Epilepticus:**

- Gravação de uma actividade paroxística permanente de picos rápidos e de picos de projecção generalizada, bissíncronos interrompidos irregularmente por fases curtas de infra-voltagem.

13. PAROXISMOS E ACTIVIDADES PERIÓDICAS :

Os paroxismos que se repetem a intervalos regulares de um a vários segundos de duração são chamados periódicos. O todo chama-se actividade periódica quando os paroxismos são repetidos regularmente, por um tempo prolongado (vários minutos). Quando o intervalo é quase regular, é utilizado o qualificador (pseudo-periódico)

- O seu significado é importante, uma vez que tais actividades são quase específicas para as doenças encefálicas graves. São classificados de acordo com a duração do período (intervalo de tempo entre dois complexos) e a sua distribuição espacial. O período é curto se for inferior a 4 segundos. Diz-se que é longo se for superior a 4 segundos. A distribuição é generalizada ou lateralizada(6, 15).

- As actividades periódicas curtas e generalizadas são quase específicas da doença de Creutzfeldt-Jakob **(Figura 57)**. São também observadas, mas o contexto clínico é diferente, no rescaldo de uma grave anóxia cerebral.

- Actividades curtas, lateralizadas ou periódicas focais são altamente sugestivas de encefalite necrosante (na maioria das vezes herpes). São também vistas, mas num contexto clínico diferente, durante um AVC ou acompanhando a evolução de processos expansivos intracerebral.

- As actividades periódicas, longas e generalizadas, são muito características da panencefalite esclerosante subaguda (SSPE).

- Actividades periódicas longas e focalizadas são sempre provas de uma lesão cerebral focal aguda ou crónica.

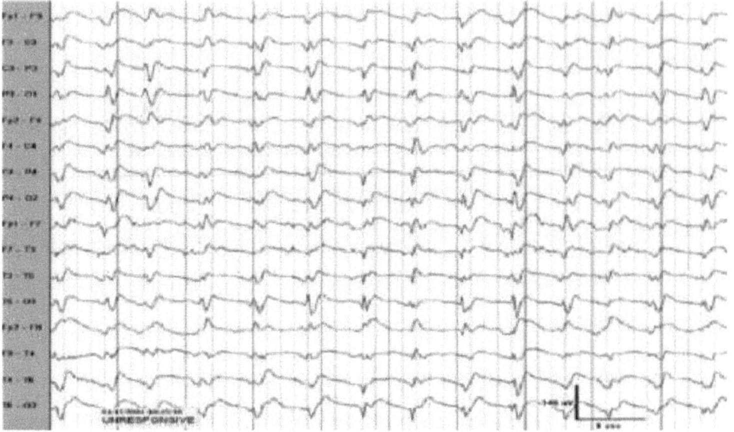

Figura 59: EEG na doença de Creutzfeldt-Jakob

14. ACTIVIDADE DE EEGIPTO NÃO PAROXÍSTICO ANORMAL :

14.1. Anomalias de frequência :

14.1.1. Ondas lentas :

- As ondas teta (4-7 c/s) e delta (< 3,5 c/s), que são demasiado abundantes durante a noite anterior, são patológicas. Nas crianças, a interpretação tem em conta a idade.

- Quanto maior for a desaceleração, mais profundo e mais forte será o sofrimento subjacente.

- A morfologia, mono ou polifásica, não tem verdadeiro valor etiológico.

- A amplitude, mais ou menos, não é um indicador de severidade.

- A distribuição no espaço é muito útil:

    o De projecção generalizada, o significado é: sofrimento cerebral difuso, qualquer que seja a etiologia,

    o Projecção limitada a um hemisfério (lateralização) ou parte de um hemisfério (focalização), o significado é: sofrimento cerebral focal.

Esta hipótese não é compatível com uma etiologia metabólica, tóxica ou funcional. Indica a existência de um foco lesionário.

- O estudo da reactividade de ondas lentas pode fornecer um argumento prognóstico e uma orientação etiológica em alguns casos.

Aqui estão os pontos principais:

- Qualquer que seja a distribuição de ondas lentas, generalizadas ou focais, a abolição da reactividade a todos os estímulos indica um sofrimento cerebral grave, sem valor etiológico.

- Lentas ondas de projecção generalizada (**figura 58**) e ondas reactivas indicam uma etiologia que não é necessariamente lesional mesmo que a desaceleração seja muito significativa. Uma etiologia metabólica, tóxica ou funcional é plausível.

- As ondas de projecção lenta reactiva limitadas a um hemisfério ou parte de um hemisfério indicam uma etiologia de lesão responsável por danos cerebrais menos graves do que no caso de reactividade abolida. Esta informação pode ser útil em termos de evolução.

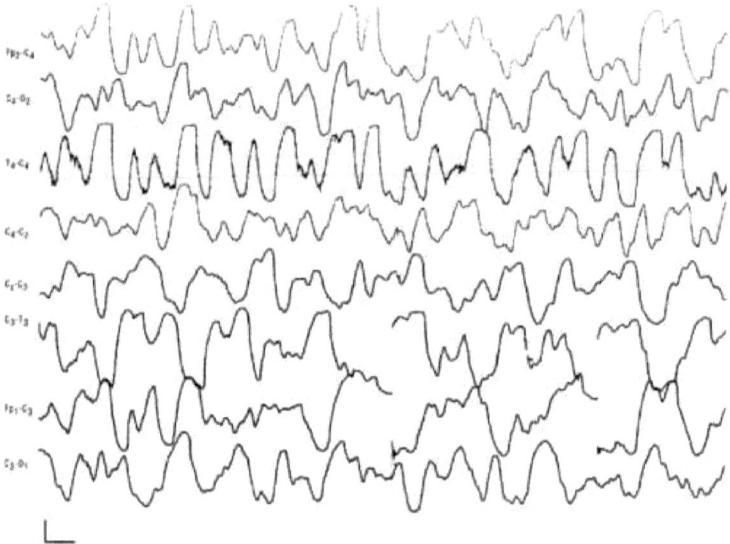

Figura 60: Aparecimento generalizado de ondas lentas

14.1.2. Ondas rápidas :

- A banda beta (> 13 c/s) é muito geralmente de projecção difusa **(figura 59)**. A origem iatrogénica é a mais comum. O uso regular de benzodiazepinas é acompanhado no EEG pelo aparecimento de numerosos ritmos rápidos, muitas vezes de projecção anterior.

- Um coma, por exemplo, caracterizado no EEG pela presença apenas de ritmos rápidos difusos, é muito provavelmente um coma induzido por drogas e, por ordem de frequência, devido a benzodiazepinas e/ou barbitúricos. Nas crianças, podem observar-se ritmos rápidos nas encefalopatias congénitas graves secundárias à desorganização cortical (pachy ou microgyria, displasia cortical).

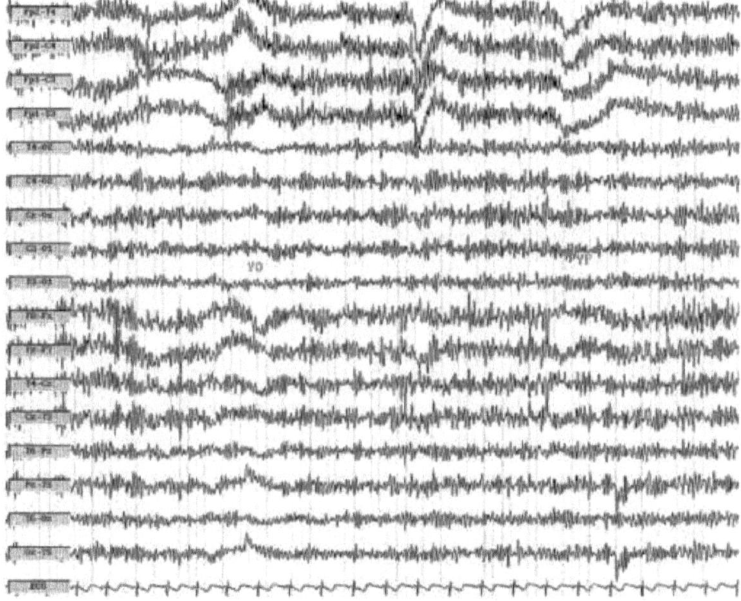

Figura 61: Ritmos rápidos

14.2. *Anomalias de forma: ondas lentas bifásicas e trifásicas:*

- Alguns padrões patológicos de EEG são facilmente reconhecíveis. São de alto valor etiológico. Estas são as ondas lentas trifásicas, que têm 3 componentes de grande amplitude, alternando em relação à linha de base.

- As ondas lentas trifásicas são geralmente bilaterais e síncronas, com uma projecção generalizada, frequentemente predominando nas regiões frontais **(Figura 60)**. São repetidas mais ou menos regularmente com uma frequência de 2 a 3 c/s. São observados preferencialmente nas encefalopatias porto-cavais ou de origem metabólica.

O grau de desaceleração do ritmo de fundo e a qualidade da reactividade determinam a profundidade do coma metabólico envolvido.

- Os complexos bifásicos lentos **(figura 57)** são ondas bipolares em que cada fase tem a mesma morfologia e duração. São observados preferencialmente durante processos inflamatórios. A sua reprodução periódica é característica.

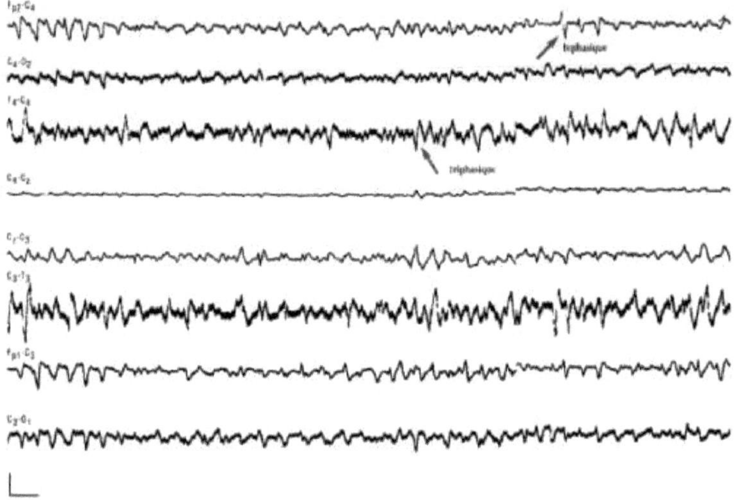

Figura 62: Ondas bifásicas e trifásicas

14.3. Anomalias de amplitude :

A depressão da electrogénese do cérebro numa região ou hemisfério determina um aspecto de subtensão que pode resultar num traçado nulo. Esta depressão pode ser generalizada ou não, transitória ou contínua.

14.3.1. A subtensão hemisférica :

Se for contínuo, é indicativo de uma colecção intracraniana e na maioria das vezes de uma localização subdural **(figura 61)**. Associado a um início súbito de hemiplegia, também pode ser observado em casos de infracção silvestre profunda e extensa.

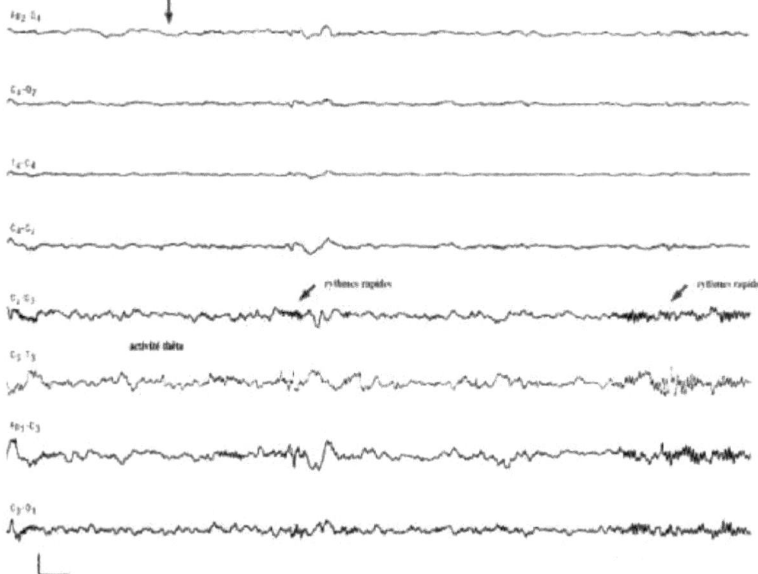

Figura 63: Aspecto da subtensão hemisférica direita

14.3.2. Depressões transitórias :

Duram apenas alguns segundos, caracterizam-se por um achatamento transitório do traço durante o qual pode ocorrer uma amplitude muito baixa, ritmos rápidos pouco visíveis ou, no extremo, pela ausência de qualquer ritmo. As depressões transitórias podem ser repetidas iterativamente.

Em função da sua topografia, é feita uma distinção entre :

-Pressão generalizada e repetida: são repetidas mais ou menos regularmente, por vezes periodicamente. Indicam a existência de sofrimento cerebral grave, geralmente acompanhado por um coma, geralmente pós-anóxico. Nas crianças, a sua repetição mais ou menos regular caracteriza o chamado padrão de "rebentamento" observado durante a encefalopatia metabólica (hiperglicemia) ou durante a síndrome de Aicardi **(figura 62).**

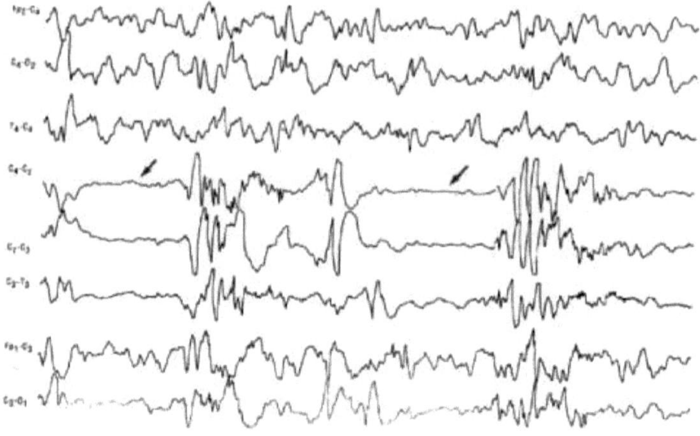

Figura 64: Síndrome de Aicardi

-Depressões transitórias, generalizadas ou lateralizadas, repetidas ou não: São únicas ou repetidas irregularmente no traço. Caracterizam geralmente certas crises epilépticas de muito curta duração representadas, no EEG, pela inscrição de ritmos rápidos de muito baixa amplitude, dificilmente visíveis. Projecção generalizada: estas podem ser convulsões epilépticas tónicas de qualquer idade, espasmos em bebés. De projecção lateral ou focal, testemunham uma convulsão com componente tónica em lactentes e crianças.

14.3.3. A trama nula :

- A ausência de actividade EEG, detectável apesar das várias activações possíveis, é um sinal de morte cerebral. Um vestígio nulo é também observado durante comas de barbitúricos e em casos de hipotermia profunda.

- O electroencefalograma deve ser realizado em condições específicas para permitir a confirmação do diagnóstico de morte cerebral. A Sociedade Francesa de Neurofisiologia recomendou o seguinte:

  - Um mínimo de 8 eléctrodos no couro cabeludo e eléctrodos de referência no lóbulo da orelha.

  - As resistências inter-electrodo devem ser inferiores a 10.000 ohms mas superiores a 100 ohms.

- Para testar o bom funcionamento do sistema de gravação, cada eléctrodo na montagem deve ser suavemente manipulado para criar um potencial artefactual.

- A distância inter-electrodo deve ser de pelo menos 10 cm.

- A sensibilidade deve ser de 7,0 a 2,0 microvolts por mm para a maior parte do registo.

- As constantes de tempo de 0,3 a 0,4 segundos devem ser utilizadas durante parte da gravação.

- Os dispositivos de monitorização são recomendados para avaliar artefactos extra-cerebrais (ECG: eléctrodos na parte de trás da mão direita).

- Testes para avaliar a reactividade à dor, ruídos fortes e luz devem ser aplicados.

- A duração da gravação deve ser de pelo menos 30 minutos.

- O registo deve ser feito por um técnico qualificado.

- A gravação deve ser repetida se houver alguma dúvida sobre o silêncio eléctrico do cérebro.

14.4. Anomalias de frequência, forma e amplitude: Síndrome do Oeste:

Este é o traço hipsarrítmico (de hypsos: altura) caracterizado pela desorganização total, a mistura anárquica de ondas lentas, ondas com frentes íngremes, e picos de amplitude muito elevada, associados em todas as proporções sem qualquer relação de fase precisa e distribuídos por todo o couro cabeludo sem qualquer sincronia. O aspecto é o de um traço muito amplo, anárquico, não ordenado, topográfico ou cronologicamente desorganizado e não reactivo **(figura 63)**.

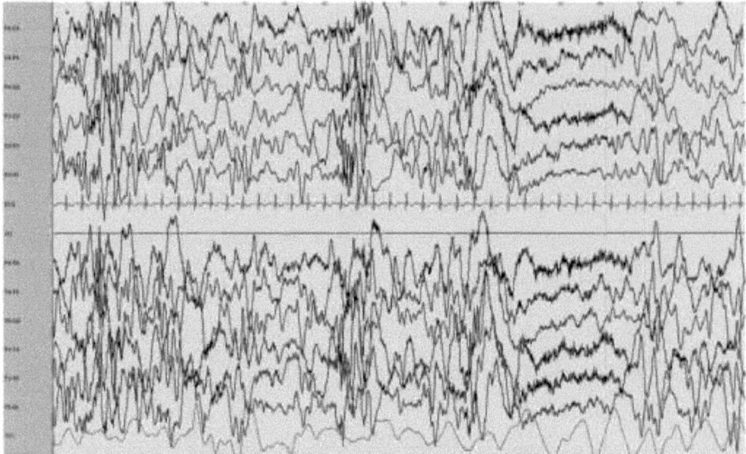

Figura 65: Traçado de Hypsarrhythmia

15. COMO ESCREVER UM RELATÓRIO EEG

• O relatório deve responder às expectativas do clínico e às perguntas feitas pelo médico intérprete; informação clínica; idade do paciente e a pergunta feita pelo médico, os medicamentos tomados pelo paciente devem ser afixados no relatório

De acordo com as recomendações francesas sobre electroencefalograma em Dezembro de 2014 [23]; o relatório é composto por 2 partes, a descrição e a conclusão.

• A descrição das actividades fisiológicas é realizada em função da frequência dos ritmos (beta, alfa, teta, delta) e da sua localização, da sua amplitude, do seu carácter simétrico ou não simétrico e da sua possível reactividade (abertura dos olhos, estímulos auditivos, tácteis, nociceptivos). Esta descrição diz respeito a todos os estados de vigilância.

• O relatório EEG deve também incluir uma descrição das actividades patológicas, quer sejam padrões característicos, tais como picos ou ondas de picos, ou padrões cuja presença é inadequada para a idade ou nível de alerta.

• A descrição de possíveis alterações do EEG durante os testes de estimulação, hiperpneia e SLI, aparecimento de novas actividades.

• A descrição electro-clínica de todas as apreensões que podem ser gravadas quando um vídeo é feito, o seu número, a sua distribuição nycthemeral.

• Uma análise quantitativa das fases do sono, em caso de poligrafia do sono nocturno.

• Uma análise qualitativa e quantitativa de possíveis alterações cardiorrespiratórias.

• A conclusão deve ser clara e precisa utilizando termos que devem referir-se ao glossário de recomendações da Liga Internacional [24].

• O médico espera ajuda diagnóstica e por vezes prognóstica. Os limites do "invulgar" são amplos em crianças de uma dada idade com muitas variantes do normal; é essencial conhecer estas variantes antes de concluir com um padrão patológico que pode ter consequências imediatas em termos de diagnóstico e tratamento.

CONCLUSÃO

O desenvolvimento do EEG nos anos 30 e décadas subsequentes revolucionou as nossas abordagens à epilepsia e às doenças neurológicas. As contribuições do EEG para a nossa compreensão da epilepsia e das encefalopatias continuam a ser uma contribuição importante. Os dados baseados no EEG contribuíram para uma base sólida e lógica para tratamentos médicos e cirúrgicos da epilepsia em particular.

O EEG relata a actividade cerebral eléctrica do paciente no preciso momento em que é registada. A sua principal vantagem é que fornece uma análise imediata (excelente resolução temporal da ordem de um milissegundo) do correcto funcionamento do cérebro ou da sua deficiência por uma doença neurológica ou sistémica. A sua maior desvantagem é a má resolução espacial, ou seja, o fraco poder de localização. No essencial, o mesmo equipamento técnico, com algum desenvolvimento do processamento do sinal, permitiu a análise de potenciais relacionados com eventos registados de forma não invasiva através do couro cabeludo. Algoritmos estão actualmente a ser desenvolvidos, bem como outras técnicas baseadas no mapeamento 2D e 3D que permitem melhorias significativas na resolução espacial.

O EEG é não-invasivo, barato e pode ser repetido à vontade. É particularmente valiosa quando as anomalias cerebrais não estão associadas a alterações morfológicas na imagem médica, como é o caso na exploração de distúrbios de vigilância, alucinações ou epilepsia, por exemplo. Embora não permita um diagnóstico preciso, em certos contextos clínicos, a orientação que indica pode ser decisiva: encefalopatia hepática, encefalite de herpes, doença de Creutzfeldt-Jakob, intoxicações medicamentosas específicas.

REFERÊNCIAS

1. Beniczky S, Schomer DL. Electroencefalografia: aspectos biofísicos e tecnológicos básicos importantes para aplicações clínicas. Perturbações epilépticas: revista internacional de epilepsia com cassete vídeo. 2020;22(6):697-715.

2. Müller-Putz GR. Electroencefalografia. Manual de neurologia clínica. 2020;168:249- 62.

3. Feyissa AM, Tatum WO. EEG adulto. Handbook of clinical neurology. 2019;160:103-24.

4. Vespignani H. EEG: da técnica à clínica: John Libbey Eurotext; 2003.

5. Acharya JN, Acharya VJ. Visão geral dos Montages e Princípios de Localização do EEG. Journal of clinical neurophysiology : publicação oficial da American Electroencephalographic Society. 2019;36(5):325-9.

6. Fundamentos do EEG. Atlas do EEG nos Cuidados Críticos2010. p. 1-37.

7. André-Obadia N, Sauleau P, Cheliout-Heraut F, Convers P, Debs R, Eisermann M, et al. Recomendações francesas sobre electroencefalograma. 2014;44:515-612.

8. Pérolas Quigg M. EEG: Mosby Elsevier; 2006.

9. Greenfield LJ, Geyer JD, Carney PR. Leitura EEGs: A Practical Approach: Wolters Kluwer Health; 2012.

10. Kaminska A, Eisermann M, Plouin P. Child EEG (e amadurecimento). Handbook of clinical neurology. 2019;160:125-42.

11. Mari-Acevedo J, Yelvington K, Tatum WO. Variantes normais do EEG. Handbook of clinical neurology. 2019;160:143-60.

12.	Hausser-Hauw C. Manual de electroencefalograma para adultos: Elsevier Masson; 2007.

13.	Laoprasert P. Atlas do Pediatric EEG: McGraw Hill LLC; 2010.

14.	Noachtar S, Binnie C, Ebersole J, Mauguière F, Sakamoto A, Westmoreland B. Um glossário de termos mais comummente utilizados pelos electroencefalógrafos clínicos e proposta de formulário de relatório para os resultados do EEG. A Federação Internacional de Neurofisiologia Clínica. Suplemento de electroencefalografia e neurofisiologia clínica. 1999;52:21-41.

15.	Vion-Dury J, Blanquet F. Prática do EEG: base neurofisiológica, princípios de interpretação e prescrição: Elsevier Health Sciences France; 2011.

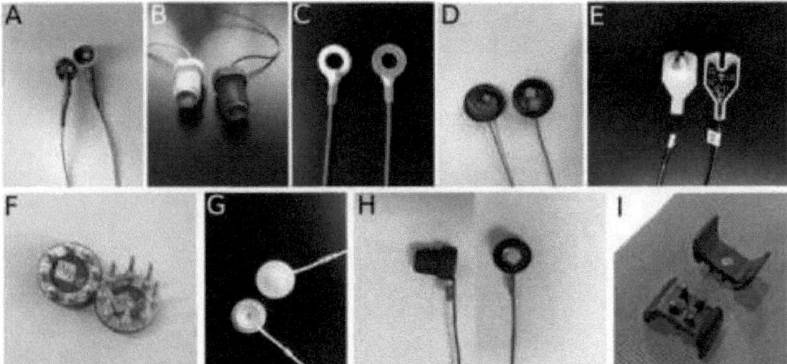

Fig. 18.3. Examples of electrodes. (A) Old cup electrode, (B) old passive sintered AgCl electrode, (C) gel-based passive Ag/AgCl ring electrode (from EasyCap), (D) gel-based active Ag/AgCl electrode (g.LADYbird from g.tec), (E) gel-based active Ag/AgCl (actiCAP, BrainProducts), (F) passive dry electrode with gold-coated pins (g.SAHARA electrode from g.tec), (G) (tap) water-based passive electrode (Mobita, TMSi), (H) (tap) water-based passive electrode (BitBrain Technologies), (I) passive dry electrodes with pins (BitBrain Technologies).

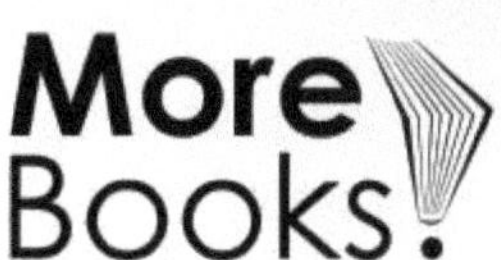

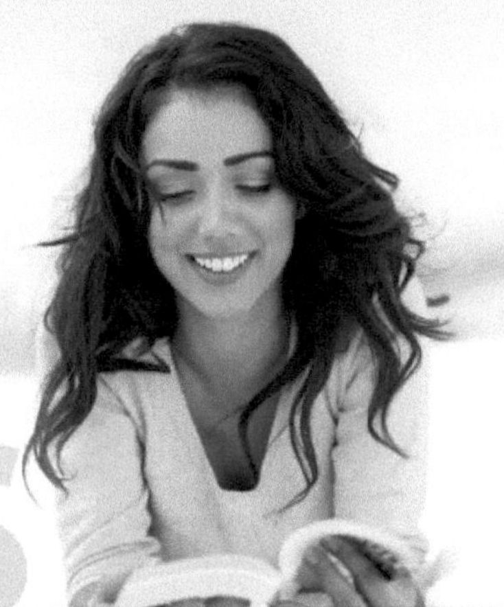

yes
I want morebooks!

Buy your books fast and straightforward online - at one of world's fastest growing online book stores! Environmentally sound due to Print-on-Demand technologies.

Buy your books online at
www.morebooks.shop

Compre os seus livros mais rápido e diretamente na internet, em uma das livrarias on-line com o maior crescimento no mundo! Produção que protege o meio ambiente através das tecnologias de impressão sob demanda.

Compre os seus livros on-line em
www.morebooks.shop

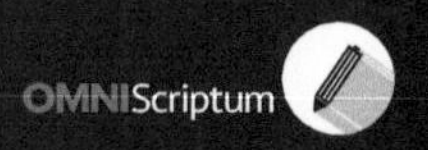

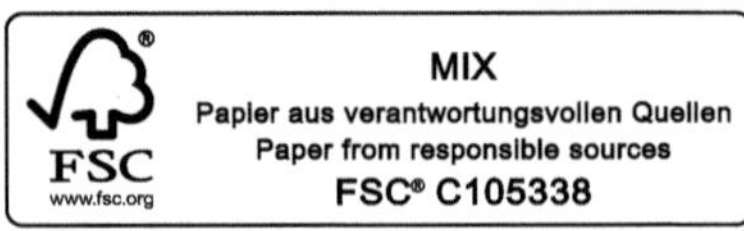

Printed by Books on Demand GmbH, Norderstedt / Germany